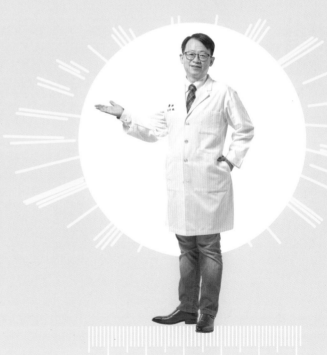

100   90kg 80   70kg 60   50

LOSE WEIGHT

精神科名醫方俊凱 **8個月甩肉19公斤** ｜ 健康祕笈 ｜

類生酮＋宅運動

方式 瘦身法

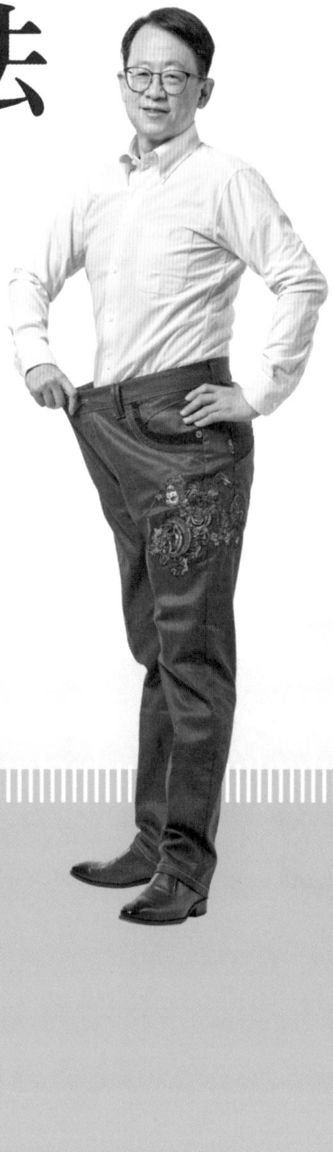

亞太心理腫瘤學交流基金會董事長
資深精神科醫師
方俊凱 醫師

———————————— 合著

資深醫藥記者
蔡怡真

90　80　70　60　50

推薦序 1 ◎鄭致道醫師
人人都可以跟著執行的減重指引　　010

推薦序 2 ◎黃純瑩
減肥不復胖的瘦身祕笈　　012

作者序 1 ◎方俊凱
想得到的減重之旅，想不到的一本書　　014

作者序 2 ◎蔡怡真
太後悔沒早一點減肥！　　017

序　章
8 個月減重 19 公斤，不復胖，身體更健康　　020

警覺篇　　**Part 1**　　衣服塞不進褲子裡
才驚覺該減肥了！

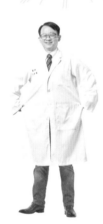

行醫後，「三沒」讓體重直線上升！　　030
- 胖了二十年，減肥從一件琉球襯衫開始　　031
- 職位越高體重越重，肥胖成了醫師副作用　　033

工作忙、聚餐多，便當飲料囫圇吞棗，越吃越胖　　036
- 5 分鐘便當，少了與食物的互動，多了發福的可能　　039
- 半夜覓食餓不著，夜市、便利商店成了好夥伴　　043
- 每天只睡 4 小時，影響瘦體素分泌，呼吸都會胖　　044
- 聚會應酬吃遍美食，熱量爆表，體重飆升　　047
　　BOX ｜國人外食多，便當及飲料熱量驚人！　　042
　　BOX ｜何謂瘦體素？　　046

飲食結合運動更享瘦，但總因忙碌荒癈 050

　　運動對我而言並不難，「持續運動」才困難　051

　　三天捕魚兩天曬網，體重攀高峰　052

行動篇　**Part 2**　類生酮飲食法
跟著方醫師輕鬆瘦

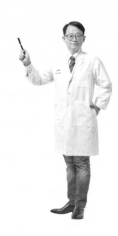

自創類生酮飲食法，一週攝取三、四次澱粉主食
與少量好油　056

• 生酮飲食減肥法跟著做，卻窒礙難行　058

• 無法完全戒澱粉又怕麻煩，生酮飲食無法持久　061

• 適合外食者的類生酮飲食法　062

• 依基礎代謝率找出自己每日所需攝取熱量　064

　　BOX｜無法執行生酮飲食的原因！　061

　　BOX｜類生酮畫重點！　063

改變飲食習慣，類生酮飲食法也能輕鬆執行　066

• 早餐控制熱量在 300 ～ 500 大卡、補充蛋白質及優質油脂　066

早餐範例
　1　小型香蕉、好油、美式咖啡、水煮蛋　069
　2　蒟蒻麵、小型香蕉、美式咖啡　069
　3　水煮鮪魚罐頭、辣椒粉、美式咖啡、水煮蛋　069
　4　鮭魚排、美式咖啡　069

• 早餐菜單中常見的 3 種食材與 3 種調味料　070

3種食材
　1　水煮鮪魚罐頭快速攝取優質蛋白質與油脂　071
　2　水煮蛋、茶葉蛋是優質蛋白質的來源　072
　3　香蕉營養又解憂但仍須計較熱量　073

調味料　1　辣椒粉、胡椒粉和馬告用以調味增加食慾　075

調味料　2　糖類只用蜂蜜、早餐不放鹽巴　076

- 控制澱粉攝取量，午晚餐也能吃得美味　077

要訣　午晚餐或甜點，我這樣吃！　078

- 一天總熱量 1500-2000 大卡、搭配 15 分鐘運動　080

要訣　1　開心減重不挨餓，適時補充小零嘴　080

要訣　2　無負擔的零食清單 6 原則　082

外食掌握 3 原則，照樣健康瘦！　084

- 只喝湯不點麵、一盤燙青菜、小菜吃到飽　084
- 根據自己的喜好搭配，外食也能避開澱粉　085
- 從各式小吃到異國料理的蔬菜選擇　088

台式小吃　燙青菜、滷白菜或杏鮑菇　088

異國料理　充分的蛋白質及低碳水化合物　088

速食、自助餐與超商　炸物偶爾吃、便利商店選項多　090

- 減脂不減肌又顧腦，瘦得健康不顯老　092
- 每天攝取 30 至 40 公克好油，護腦顧心臟血管　094
- 特調亞麻仁油防彈咖啡，更美味又無負擔　099
- 補充高純度無糖、苦甜黑巧克力也有益健康　100
- 必備多種保健食品顧好身體，比將來生病吃藥好　101

BOX ｜毛豆是減肥推薦聖品！　087

BOX ｜外食族青菜不夠怎麼補充？　091

BOX ｜好油可以這樣用！　098

我的類生酮創意菜單　110

- 工欲善其事，必先利其器，三大鍋具必備　110

100　**90**kg 80　**70**kg 60　50

cooking

動手做 ─ 活力早餐

• 高蛋白活力創意早餐自己做　114

01　鮪魚堅果便利餐　114

02　酸菜蒟蒻排　115

03　鮪魚蛋附海帶湯　115

04　橄欖油起司雞肉　115

05　韓式酸辣湯加蛋　116

06　馬告水煮蛋　116

07　氣炸鮭魚排　116

08　香蕉蛋蒟蒻麵　117

09　橄欖油香蕉　117

10　燕麥粥　118

11　香蕉加水煮蛋　118

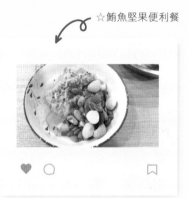

☆鮪魚堅果便利餐

cooking

外食 ─ 無負擔午晚餐

• 蔬菜肉類海鮮，外食無負擔的午晚餐　119

01　中式套餐 A：小吃攤平民餐　120

02　中式套餐 B：蛋白質豪華餐　120

03　西式套餐 A：牛肉生菜美味餐　121

04　西式套餐 B：簡單沙拉主食餐　121

05　西式套餐 C：高蛋白增肌餐　122

06　西式套餐 D：美味蔬食餐　122

07　西式套餐 E：泰式酸辣餐　123

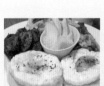

☆高蛋白增肌組合

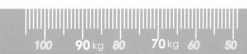

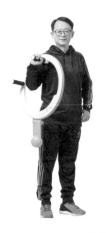

行動篇　**Part 3**　不出門運動法
跟著方醫師練瘦身祕笈

不受限制想動就動，家就是最好的健身房　126

- 運動使人快樂，改善節食引起的沮喪感　127
- 初試居家運動法失敗，小型運動器材成裝飾　128
- 不受限制想動就動，找出適合自己的在宅運動　133

  BOX｜關於運動強度！　128

  BOX｜居家運動還可以這麼做！　132

方醫師傳授宅在家瘦身運動 7 祕笈　136

呼拉圈

- 不會掉的呼啦圈，每天必做的運動　136

  祕笈 1　**搖呼啦圈**　燃燒腰腹脂肪　141

  BOX｜關於智能呼拉圈（亮亮搖搖塑韻動機）　141

阻力訓練運動

- 阻力訓練運動天天做，鍛鍊好肌力　143

  祕笈 2　**前側拉伸彈力圈**　開肩擴胸，放鬆肌肉　146

  祕笈 3　**後側拉伸彈力圈**　舒緩肩背肌肉　147

  祕笈 4　**扭轉腰肩運動**　鍛鍊肌肉，舒緩肩背緊繃　148

  祕笈 5　**啞鈴伏地挺身**　燃脂瘦身，鍛鍊全身肌肉　149

  祕笈 6　**仰臥橋式**　消除不適更舒壓　150

  祕笈 7　**滑板跪姿前推**　讓腹肌鍛鍊更易執行　151

  BOX｜訓練核心肌群很重要！　152

100　**90**kg　80　**70**kg　60　50

日常微運動，天天做也能達到運動效果 154
- 通勤、做家事等微運動，少量分次做事半功倍 154
- 依照自己的運動目標選擇運動，促進健康體能 156
- 運動不只能減肥，還能帶來不同的健康效果 158

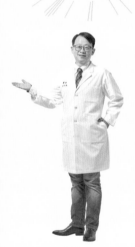

行動篇　**Part 4**　正向減肥腦
方醫師教您快樂瘦

善用心理學，給自己正向回饋 162
- 挑油、買油，找到最美味的搭配方式 162
- 自創料理多變化，天天吃也不怕膩 164
- 美食不忌口，慢食滿足口腹，身體無負擔 166
- 搭配 google map，寫評論當飲食記錄 167

訂定減肥目標，瘦了也不顯老 170
- 減肥也要瘦得健康，膠原蛋白不流失 171
- 減肥不揪團，跟自己比，下定決心最重要 174

關於減肥的那些迷思 176
- 減肥期間，朋友們邀約聚會，到底要不要參加？ 176
- 吃完大餐，可以用 168 斷食控制體重嗎？ 178
- 跟著 YouTuber 學瘦身，應該能看到成效吧？ 179
- 剛瘦身有成，衣服變寬鬆該立即買新衣嗎？ 181

100　90kg　80　70kg　60　50

推薦序 1

人人都可以
跟著執行的減重指引

鄭致道醫師
台灣心理腫瘤醫學學會理事長

　　馬偕紀念醫院方俊凱主任，是我輩精神科醫師中，最全方位發展的一位。

　　在我目前擔任理事長的台灣心理腫瘤醫學學會，他不但是創會理事長、也榮獲國際心理腫瘤醫學學會終身成就獎。他也擔任過台灣精神醫學會理事、台灣安寧照顧協會理事長、台灣失落關懷與諮商協會理事長。

　　所以我一直認為，這麼忙碌交際應酬又多的人，是瘦不下來的。至少如果不是靠手術或是得到重病，是很難瘦下來的。可是他做到了，從金小胖的身材一路瘦到型男的標準，一陣子沒見到他的人，往往一眼認不出人來。

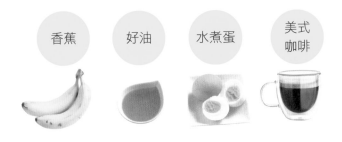

香蕉　好油　水煮蛋　美式咖啡

方醫師的便利早餐之一，
是他獨創的類生酮飲食！

　　他採用的方法，**簡單、可行、有彈性。生酮飲食做不來，就採用類生酮飲食，配合防彈咖啡和優質好油；不能完全自己料理三餐與摒除口慾，就謹慎規劃外食與零食；沒有時間上健身房，就設計在家運動。**再配合上心理學原理，增強自我動力，持續改變行為與生活型態，變成一套人人都可以操作的減重指引。

　　如同方俊凱醫師過去發展的訓練課程：在自殺防治領域，引入辯證行為治療，成為台灣自殺防治的重鎮；在安寧療護領域，發展善終關懷，讓台灣安寧照護成為國際標竿；在心理腫瘤領域，推動壞消息告知溝通訓練，作為癌症醫院品質指標。他總是可以用平易近人的方式，將一套繁雜困難的操練，變得簡單容易上手。

　　不說了，我也要趕快去買一本書，開始邁向減重與健康的生活。

推薦序
2

減肥不復胖的
瘦身祕笈

黃純瑩
東曜藥業有限公司執行董事

認識方俊凱醫師已有 10 年多，他留給我的印象始終是不疾不徐、溫文儒雅、熱情和善又頗具創意。

源於對專業的熱愛與責任，方醫師於 2013 年成立「亞太心理腫瘤學交流基金會」，更於 2017 年在柏林獲頒國際心理腫瘤醫學會臨床傑出終身成就獎。在我眼中，方醫師就是這樣一位要做就做到最好、有能力更有影響力的醫師。

很高興得知方醫師要出一本瘦身有成、分享減肥心路歷程的書籍。減肥是當今時代困擾很多朋友的話題。減肥很難，能保持下去且不反彈更難。

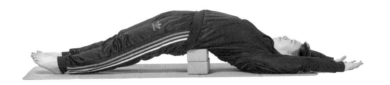

方醫師把家裡當成健身房！

經過各種嘗試及努力，方醫師終於找到一種**行之有效**的「**類生酮飲食」**，**再配合運動**的方法，並經過實踐檢驗取得很好的效果。

由衷佩服和感謝方醫師能在自身獲得健康的同時，願意將成功祕笈與更多朋友一起分享。

祝願方醫師和讀者朋友們都能擁有健康的體魄與幸福的人生。

想得到的減重之旅
想不到的一本書

方俊凱
亞太心理腫瘤學交流基金會董事長
馬偕紀念醫院精神醫學部主任

　　減重，是我 30 歲以來一直從未停過的思考與行動，但是在 50 歲前，少有成功經驗，而且體重一直飆到 89 公斤。

　　就在年齡要進入 5 字頭前夕，一場新書發表會，讓我徹底發現，再不認真面對自己的健康，健康就要離我而去。於是，我決定開始走一個減重的旅程，目標是要過健康的下半輩子。

　　按著自己設定的目標 70 公斤，為自己設計可以執行的減重計劃，就好像我經常在設計旅行中的景點與美食一樣。終於，8 個月後，我達到了這段旅行的目的地。

　　接下來，身邊很多認識我的人開始發現我瘦了，紛紛問我方法。

其實我有很多方式，不是一、兩種簡單的方式就達到目標的，可是大家都好像期待我告訴他們一種簡單的方式，然後就能減重。

減重雖然有點複雜，但是過程其實我還蠻愉快的，因為新的生活型態，並沒有改變我的體能，影響我的工作。相對的，我的體能反而更好了。

一年多後，一次與記者的大型餐會，怡真被我新的體型嚇了一大跳。怡真在前一個雜誌媒體工作時，至少採訪我三次，她知道我曾經有多胖，因此，她立即說要採訪我，希望我將減重的經驗與大眾分享。兩個月後，一篇〈瘦身「覺得悲慘就不會成功」醫師用佛系減肥法 1 年半減 20 公斤〉的報導就出來了。

那時候是 69 公斤，但是我的目標其實是 70 公斤就可以了。多瘦了 1 公斤，其實也沒什麼好計較的。不過，「佛系減肥法」這個詞就讓我傷腦筋了。那時候很流行「佛系」這個詞，倒不是因為我是基督徒而對這個詞有意見，而是我壓根做了很多事呢！好像不是那麼「佛系」！

怡真和我討論可以把我的減重過程記錄下來。但是我又覺得很猶豫也有點抗拒。

100
90kg 80
70kg 60
50

100

90kg

80

70kg

60

50

　　我寫過學術論文、寫過散文、新詩、古詩，設計過心理評估的各種量表，也創作過音樂，甚至也和其他人一起出過幾本大眾心理健康的相關書籍。但是，我從來沒有想到要出減重的書，畢竟減重不算是我的專業。

　　但是，覺得把這樣的經驗與別人分享，也是件好事。在與原水出版社的編輯見面後，讓我相信，應該可以把我的減重經驗變成一本可以讓人參考的書，讓別人可以參考。

　　接下來歷經了一段時間，怡真和我有多次的討論，想著怎樣負責任地把這個減重之旅好好地呈現，並且把適當的知識也傳遞出來。再加上原水出版社同仁的努力，這本書居然真的出版了！

　　《新約聖經》〈羅馬書〉第十二章 17 節，使徒保羅說：「眾人以為美的事，要留心去做。」秉持這樣的心意，我和怡真一同完成了這本書。

太後悔
沒早一點減肥！

蔡怡真
資深醫藥記者

從就學到就業一直都與醫療產業脫不了關係，對健康的資訊也比一般人多一些。也知道肥胖與健康的危害性，但也跟多數人一樣，「一輩子都在減肥，也一輩子都沒成功」，總認為減肥是明天的事，意志力總抵不過嘴饞的功力。

認識亞太心理腫瘤學交流基金會董事長、馬偕紀念醫院精神醫學部主任方俊凱好多年了，方醫師是精神科領域的專家，從酒癮治療、安寧緩和照護到癌症心理學，方醫師都能站在病人的觀點提供最好的協助。

我的這位好朋友，一直以來都是圓胖胖的身材，我也從沒想到他現在也成了減肥專家。大約在三、四年前開始，發現方醫師好

像有點變了，變得「輕盈」，變得「有朝氣」，一問之下，才知道方醫師受不了自己的體態開始減肥，用的還是一套懶人減肥法的原則，我們就討論應該可以將這些知識告訴民眾。

減肥的起始點是從 2018 年 9 月方醫師要出國開會穿不下任何西裝開始，由於方醫師看到學弟年紀輕輕就中風，就開始想：「我真的要看體檢紅字年年出現，身體倒下才要減肥嗎？」這些頓悟讓方醫師開始決定減肥，利用畢生所學的健康知識，幫自己「一次」就減肥成功。

這些事聽方醫師說過很多次，他每天在家搖呼拉圈 15 分鐘，一週吃三到四餐的米飯主食，即使天天外食也能減肥，把牛肉麵改成牛肉湯，每天必喝的拿鐵換成美式咖啡，熱量立刻少了快 200 大卡，並把家中的油品全換成好油減少發炎，當時覺得方醫師的減肥方式可行簡單，自己就開始跟著做，也體會到不運動真的不行。

在 2021 年初我下定決心開始減重，也認真報名運動課程，信心滿滿的暗自想著，「這次我一定要減肥成功」，沒想到正打算跟著方醫師減肥時，死神卻找上門了，我罹患了癌症。

終於真實體會到國健署新聞稿中常見的議題，肥胖與多種癌症

有關，我非常懊悔沒有早一點減肥成功，沒有運動維持健康，但同時也跟方醫師自嘲：「還好沒有減肥成功，不然可能沒有體力對抗化療。」事情發生了總是要能安慰自己。

還好治療穩定，雖然癌症治療期間不適合減肥，需要飲食均衡。不過，我從方醫師的飲食原則中，挑了幾個重點執行，例如攝取優質蛋白質，每天吃一顆水煮蛋，若偷懶就由鮪魚罐頭取代，天天一杯無糖豆漿。

另外好油的部份可以抗發炎，癌症營養學也在提倡每日攝取兩公克 EPA 好油，因此，橄欖油、苦茶油、綜合堅果都是家中必備，這些都是我在治療期間補充營養及熱量的來源。

最後我必須提的是運動，生病後一直自責為何自己沒有提早覺醒呢？為何等到生病後才知道運動的重要性，之後我買了一隻智能手錶，它幫我算出一天中我應該步行至少 6000 步，看到手錶天天提醒我還未達標，自己就心生警惕，現在每天在體力還可以的情形下，至少會有十五到二十分鐘的運動時間。

「減肥尚未成功，自己仍需努力」這句話獻給健康的你；若你跟我一樣正在生病中，那麼我們不用減肥，吃好睡好，吃得健康補足蛋白質、睡得安安穩穩，在體力可行時要持續運動。

8 個月減重 19 公斤
不復胖，身體更健康

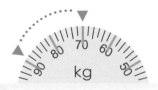

花了 **8** 個月的時間，從最胖時期的 **89** 公斤，減重 **19** 公斤，並且一直維持到現在，不曾復胖。瘦下來後，因肥胖而造成的痛風、打鼾等身體小毛病，也都因此獲得改善。

　　從 2018 年底起，我開始執行減肥計劃，不只自創了「類生酮飲食法」，更找到適合我的運動，一年半後，我減去 19 公斤，從 89 公斤回到住院醫師時期的 70 公斤，而且至目前為止，也一直維持在 70 公斤上下，不曾復胖。我的 BMI 也從 33.4 降到 26，體脂率從 35％ 降到 28％，並一直維持。

　　不只如此，減去 19 公斤之後，我的衣服尺寸也跟著縮小，從最大尺寸的 XL，變成現在的 M 尺寸，衣服尺寸小 2 號，連最胖時期穿起來合身的牛仔褲，現在也顯得太大件。這些改變對我而言，不只很有成就感，身體也變得更輕盈了。

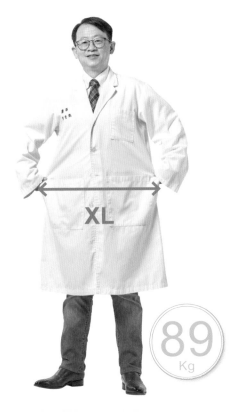

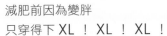

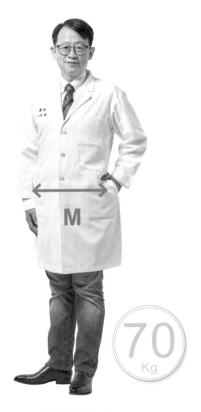

減肥前因為變胖
只穿得下 XL！XL！XL！

瘦身後直接減 2 個尺寸
改穿 M！！！

　　雖然減肥過程中，有時候會吃酵素、纖維素等保健食品來控制
體重，但剛開始吃的時候有效，大概可以下降 1、2 公斤，幾週後又
鈍化了，得不斷的輪替換種類，才有辦法在體重拉上來後，再往下
掉個幾公斤。但這種輔助性效果有限，主要還是要搭配運動，雖然
飲食很重要，但運動能讓代謝變好，並控制體重。

　　另外，減肥的另一個正向回饋，就是我的身體也更健康了，因
為變胖而引起的痛風及打鼾等症狀，也因為減肥而有了改善。

因肥胖身體出現警訊，要健康從減肥開始

肥胖的人最先出現的警訊就是三高，血脂、血壓、血糖，這些身體的微變化，除非抽血檢查，不然自己根本不知道，然而在醫院的定期健康檢查中，這些紅字一直都在，直到看到學弟中風後，才開始正視自己身體的變化。

自己是醫師對於健康知識比一般人多很多，也很在意自己的身體狀況，大約在 2010 年左右升上精神科主任後，體重正式突破 80 公斤。由於臨床及研究非常多，雖然有斷斷續續的減重，但找不到正確方式，工作業務量開始增加，應酬開會太多，餐餐外食無法控制飲食的情形下，身體當然出狀況。

首先三高，三酸甘油脂、膽固醇都超標，血糖也偏高，這就是典型的「代謝症候群」，我的膽固醇數值曾經高到 350mg/dl，到達應該要吃藥的階段，但總認為自己可以靠飲食控制而讓三高降低，所以也沒有服用藥物，後來減肥成功後，抽血不再出現紅字。

實際上，在體重超標的時候，我也擔心代謝症候群的發生，它是一群代謝與心血管的危險因子，這些危險因子聚集會增加罹患心血管疾病的危險，而胰島素阻抗則被證實會增加罹患冠心病的風險，腹部肥胖或活動不足，則是造成胰島素阻抗的因素之一。

在多個研究都發現胰島素阻抗是代謝症候群常見的現象，聖安

東尼奧心臟研究（The San Antonio Heart Study）報告中指出，血漿胰島素濃度較高者，在之後的 8 年追蹤期間發展為高血壓、第 2 型糖尿病、高三酸甘油脂血症及較低的高密度脂蛋白膽固醇等機會較大。

研究也顯示，即使減去 5 至 10% 的體重，都能明顯改善代謝症候群的各項組成因子，美國國家膽固醇教育計劃的成人治療指引提出「治療性生活型態改變飲食」，就是多食蔬菜水果、豆類及全穀類，限制紅肉及高脂食品、精製糖類，都能看出成效[註①]。

●成人代謝症候群診斷標準●

組成因子分 5 項	異常值	
第 1 項 腹部肥胖（腰圍）	男性	≧ 90 CM
	女性	≧ 80 CM
第 2 項 血壓上升	≧ 130/85mmHg	
第 3 項 高密度脂蛋白 膽固醇過低	男性	< 40mg/dl
	女性	< 50mg/dl
第 4 項 空腹血糖值過高	≧ 100mg/dl	
第 5 項 三酸甘油脂過高	≧ 150mg/dl	

▲ 5 項組成因子，有其中 3 項就符合代謝症候群。

註①：成人肥胖防治實證指引，國健署，台灣肥胖醫學會 ,P45-P47

吃好油減少身體發炎因子，拒絕心血管疾病

看著因肥胖發出的警訊，心裡其實也知道持續肥胖下去，對自己並不好，尤其看到大學學弟 40 歲時心臟病發，在加護病房住了一個月才出院，這讓自己心生警惕。學弟年紀才小我幾歲，但年紀輕輕就因肥胖引發心臟病。肥胖跟癌症很不同，癌症還跟環境及基因相關，但肥胖多數是生活飲食習慣造成。

雖然醫師肥胖的理由及原因跟一般人沒差別，但當醫師的好處，就是擁有相關醫療常識，也無法放任身體狀況到多糟糕的狀況，知道自己有高血脂症，就一直在想如何利用飲食控制下來。

我除了看診時間之外，就是在網海裡找資料做研究，空暇時間就是逛購物台，有一天就在電視上看到有業者在推銷南極鱗蝦油。由於魚油已被認為可以抗發炎及降低心血管疾病發生的風險，魚油是從鯨魚的油脂提煉而來，而鯨魚是海中生物食物鏈的最高級，鱗蝦就是它的底層食物鏈之一。而鱗蝦中的蝦紅素是抗氧化物，也常被額外添加在魚油當中，2018 年 5 月，在購買前又看到有知名保健品業者，在魚油中添加蝦紅素，心想魚油一直有重金屬污染的風險，那麼鱗蝦油應該好一些，在研究完沒多大問題後，就買來自我實驗。

吃了三個月後，2018 年 8 月的健康檢查，就是總體檢的最好時機。醫院每年一次小體檢，兩年一次大體檢。剛好這次就遇到大體檢，可以增加檢查的選項，協助檢查的同事就建議我「你這麼胖來

做一下頸部超音波」，直覺的認為這種身材體型，鐵定有心血管疾病，甚至動脈粥狀硬化。

剛躺上檢查台時，其實心裡也有點害怕，總想到自己的大學學弟因肥胖住進加護病房的樣子。不過，結果出乎我意料之外，連同事也都嚇一下，技術師在我的頸部掃了無數次超音波，「咦？你的血管怎麼可能好好的，都沒事……。」這才讓我相信好油可以減少身體的發炎因子，也開始認真思考，肥胖會造成身體長期發炎，在減肥過程中油脂的攝取應該改為好的油脂，讓減肥不只是體重下降而已，而是健康的瘦下來。

減肥也改善身體多處小毛病

從檢查台上得到好消息，雖然心血管沒問題，但身體的其他小毛病沒有少過，一次突如其來的痛風就曾讓自己痛不欲生，發作位置就在左腳大拇趾關節處。我記得第一次痛風發作時，我正在診間看診，痛到坐立難安，幾乎無法繼續看診，在等待病患的空檔，我立刻掛了隔壁家醫科門診，看完診吃止痛藥後，才有辦法繼續看診。其實在發作前幾天，我就覺得腳趾很不舒服，得跛腳走路，當時又胖，走起路來連膝關節都不舒服。後來回想起來，發作前應該是吃了太多高普林的食物，我特愛吃麻辣臭豆腐，店家離醫院又近，走路不到 100 公尺，因此麻辣臭豆腐就成了午餐好夥伴，至少一週吃一次。

知道自己有痛風的情形，而且痛起來比牙痛還要命之後，自己就會特別小心，在肥胖的最高峰期間 2016 ～ 2018 年，我痛風又發作 3 到 4 次，這種情形直到我瘦身後才徹底解決。此外，我若觀察到自己大拇趾又有點不舒服的狀況，就會調整飲食，減少豆類及菇類攝取，這二年痛風就沒再發作了。

另外，肥胖的人也非常不耐走，每次醫院的體適能檢測，無論是走樓梯測試或是仰臥起坐，自己的成績都是很糟的。以前住在新北投時，曾試著跑步減肥，但因為跑步路線常有小坡道，下坡時膝蓋非常不舒服，有時會有疼痛的狀況。

另外，因為膝關節負重太大，自己也不愛走路更不喜歡爬樓梯，只要爬一個樓層就氣喘吁吁。雖然自己還不到退化性關節炎的程度，但肥胖會促進許多發炎物質分泌，增加退化性關節炎的發生率，也會加速病程進展讓預後變差。

睡覺會「打鼾」也是我肥胖時，十多年來常見的問題，有時候還會被自己的鼾聲吵醒。而「打鼾」是近年開始被重視，也是睡眠呼吸中止症的症狀之一，是國人相當普遍的問題。依據國內一家大型醫學中心睡眠外科與睡眠中心的研究發現，有 5％以上的成年人有鼾症。鼾症與阻塞性睡眠呼吸中止症息息相關，並且容易影響個人與配偶的睡眠問題，還可能因睡眠呼吸中止造成缺氧，不只影響日間嗜睡，還容易發生心血管疾病，影響人際關係的發展。

而肥胖是睡眠呼吸中止症的主要風險因子，肥胖者的盛行率約四成，而重度肥胖的病人中，有高達七成的人罹患呼吸中止症，一項長期追蹤研究發現四年間體重增加一成者，比起體重未增加的人，罹患呼吸中止症的風險高達六倍。

專家們都建議過胖者要減重，可顯著改善呼吸中止指數及血氧飽和度下降指數[註②]。就在我 2018 年底開始減肥後，打鼾的問題確實也大大地改善了，至今也沒再被自己的鼾聲吵醒過。

OMG! 只花 8 個月

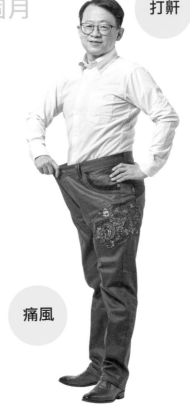

打鼾

瘦了之後，牛仔褲變大件
有 5 根手指頭寬！！！

打鼾與痛風
通通不見了！！！

痛風

註②：《成人肥胖防治實證指引》，國健署，
台灣肥胖醫學會，P58

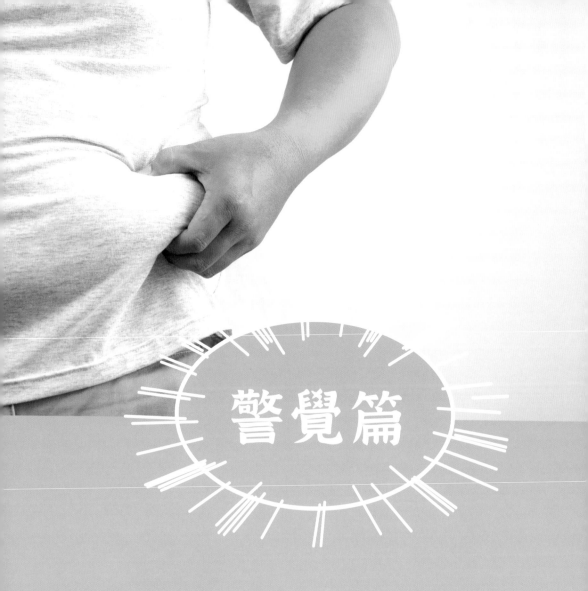

警覺篇

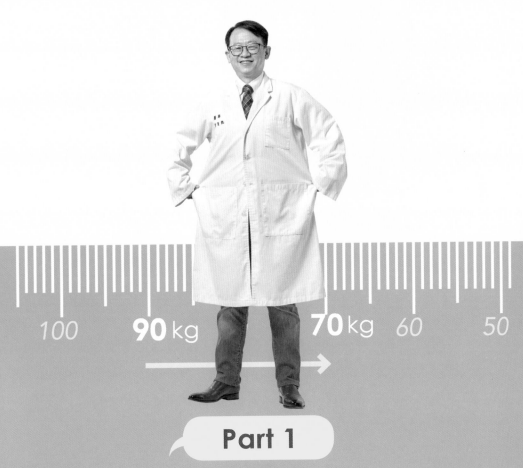

100 **90** kg **70** kg *60* *50*

Part 1

衣服塞不進褲子裡
才驚覺該減肥了！

行醫後，「三沒」讓體重直線上升！

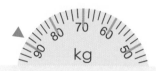

醫師是救人的職業，但對自己而言最大副作用就是體重無限上升，吃太好、隨便吃、沒時間吃，都是肥胖的原因，一直斷斷續續在減肥，但也一直復胖，體重曲線就不落痕跡地往上走。

下定決心認真減肥的契機是 2018 年 9 月 2 日到大陸蘇州舉辦新書發表會，當時穿不下任何一件西裝，敲響我心中的警鐘！

身為醫師，雖然知道健康的重要性，但醫師是人不是神，工作相當繁忙，大概只有醫學生時代還有時間留給自己，當醫師後只有越來越忙，從住院醫師、主治醫師到各種基金會職務，看診、開會塞滿整天行程。

沒時間運動，沒時間吃飯，沒時間睡覺，「三沒」讓我的體重不斷往上升，23 年的行醫生涯，胖了 29 公斤。

醫師擁有了最多的醫療資訊，若不運用在自己身上，救人的使

命會讓自己也成為病人，直到一場新書發表會，終於了解再不減肥，恐怕終生都得與「肥胖」為伍。

胖了二十年，減肥從一件琉球襯衫開始

2018 年 1 月，在亞太心理腫瘤學交流基金會的策劃下，我出版了《傾聽情緒：罹癌長輩與家屬的心理照顧》這本書，這是教導癌症病友家屬面對家中長輩罹患癌症時，如何對長輩心理進行照顧的書。由於當年大陸非常欠缺這類書籍，有許多大陸友人希望這本書也能在當地出版。因此，基金會授權給上海文化出版社，將書籍翻譯成簡體版，於是有了到蘇州誠品開新書發表會的活動。

2018 年 8 月 30 日至 9 月 1 日，亞太心理腫瘤學交流基金會在杭州的浙江大學醫學院附屬邵逸夫醫院，舉辦「癌症病情告知溝通技巧」進階課程及兩天的入門課程。課程最後一天結束後，基金會執行長等人和我就搭晚班的高速鐵路從杭州轉往蘇州，與另一位基金會董事黃純瑩藥師在蘇州會合，並在 9 月 2 日於蘇州誠品書店舉辦新書發表會。

為了這趟旅程，我在台灣要準備行李時，想著新書發表總要穿得正式體面點，但打開衣櫃後才發現，我有 6、7 套舊西裝幾乎沒有一套穿得下，這些西裝大概就是 2004 年到 2014 年期間買的，心想這十幾年來到底發生了什麼事，讓自己塞不下這些舊西裝呢？

　　這下該怎麼辦？時間已經來不及，只好帶一套最可能穿得下的西裝，希望臨陣磨槍，減肥減個幾天，賭賭看到時候能否穿得下。

　　由於先到杭州，江浙菜美食當前，怎麼可能節食，後來到蘇州時，也就是新書發表會的前一晚，我再次確認唯一的一套西裝也已完全塞不進自己臃腫的身軀。還好，當時為了預防萬一，我多帶了一件2018年農曆春節去沖繩旅遊時，買回來的琉球襯衫，這是一件寬鬆透氣、適合胖子穿的休閒襯衫。最後就用那件寬鬆的琉球襯衫，遮住肥胖的肚子與幾乎快爆掉的褲子，把自己裝扮成清風道骨的文青，驚濤駭浪下完成了那場新書發表會。

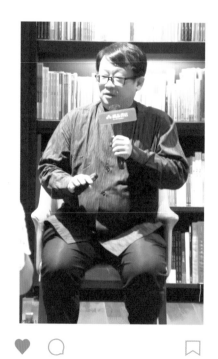

因為變胖，參加活動只剩
這件琉球襯衫可穿。

新書發表會固然很成功，現場互動也非常熱絡，然而，最震撼我的，卻是沒有任何一套西裝能穿！因為沒有一套西裝穿得下，或者是說只剩下一件琉球襯衫可以穿，讓我下定決心想要減肥。

雖然以前也不是都沒想過要減肥，而是從住院醫師到主治醫師的二十多年，看著逐漸發福的身材，減肥無數次，但總是跟數字來來回回不斷拉鋸，看不到好的效果，甚至越減越肥。

職位越高體重越重，肥胖成了醫師副作用

回想一路變成肥肥的樣子，自己也很不甘心，父母都偏瘦，父親至今 76 歲，雖有肚子，但不胖，母親就更瘦了，不到 50 公斤。我小時候很瘦，絕不是易胖體質，也不是小時候胖，長大就自然變胖的類型。大學畢業時 53 公斤，當兵前 55 公斤，當兵後 60 公斤，這個身材在我當住院醫師後，雖還勉強維持著，但也胖了 10 公斤，突破 70 公斤，是我個人健康體重的上限。但更糟的是，體重跟著工作量直線上升。

2001 年升上主治醫師，我的體重隨著精神科的工作量增加而飆升。當時台灣剛經歷了 921 大地震、美國發生 911 事件，緊接著全球金融風暴，民眾累積下來的負面能量不斷擴大，在 2003 年 SARS 之後大爆發，台灣的自殺率來到每十萬人超過 13 人，成了世界衛生組織（WHO）認定的自殺高風險國家。精神科醫師負責自殺防治的

業務開始激增，同時間安寧共同照護開始推動。

2009 年自己又成立台灣心理腫瘤醫學學會，每天坐在椅子上看診、開會的時間越來越長，這階段的體重又胖了 10 公斤，從 70 直線上升到 80 公斤。

2010 年 7 月 1 日，我受命接了台北馬偕紀念醫院精神科主任，同時也擔任自殺防治中心主任，2014 年又多了安寧療護教育示範中心主任的職位。

2015 年 1 月 25 日，馬偕精神科升級成為精神醫學部，我又變成部主任，所有的工作集於一身，從早上六點起床到凌晨兩點才有辦法躺在床上，忙碌的生活長達了 15 年以上。這樣努力工作的代價就是體重又增加，體重計上的數字完全超過 80 了。

在參與各個醫學會，以及 2013 年又擔任亞太心理腫瘤學交流基金會的董事長後，繁重的工作量，又讓體重再上到一個境界，往上飆升 9 公斤，這時候到達了這輩子體重最高峰的 89 公斤，只差一公斤就是九字頭了。

正式擔任醫師 23 年後，我的體重整整增加了 29 公斤，「肥胖」成了當醫師的副作用，我都笑笑地說，我是活生生的醫師受害者，最後也只能自我調侃而已：「君子不重則不威。」

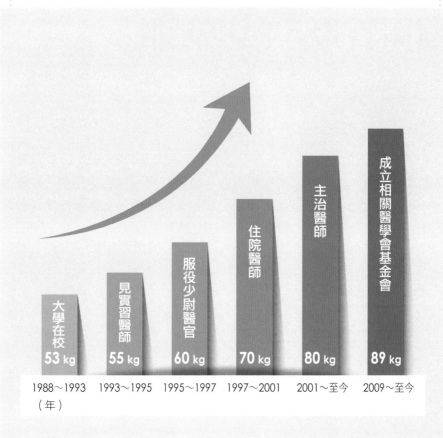

●職位越高體重越重●

大學在校 53 kg	見習實習醫師 55 kg	服役少尉醫官 60 kg	住院醫師 70 kg	主治醫師 80 kg	成立相關醫學會基金會 89 kg
1988～1993（年）	1993～1995	1995～1997	1997～2001	2001～至今	2009～至今

100

90 kg

80

70

60

50

工作忙、聚餐多，便當飲料
囫圇吞棗，越吃越胖

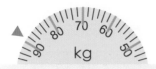

隨著職務調整，生活習慣越來越混亂，連帶飲食習慣也不正常，吃飯太快、宵夜天天吃，睡眠不足瘦體素分泌也失調，再加上應酬多吃遍各式美食，不只呼吸也會胖，體重也不斷往上飆升。

　　自我分析體重不斷往上走及減肥無法成功的原因，就是隨著職務調整，整個生活習慣越來越混亂。事情不斷增加，要開的會一直開，每次開會就是吃便當，有時一週五天可以吃十幾個便當，便當吃愈多，體重就愈重。便當裡澱粉就占了七成，幾乎兩碗米飯，而蛋白質等肉類為了好吃，很多都是炸物，最需要補充的蔬菜成了點綴品，兩口就吃完，一個焢肉便當熱量可以達 1000 大卡，炸雞腿便當 1300 大卡起跳。

　　有時候甚至一天可以吃到三個便當，早上七點半開晨會，若是

全院會議，那麼醫院就會準備中式及西式兩種早餐選擇，中式選項多樣，饅頭加蛋，搭配鹹豆漿或甜豆漿，還有清粥配小菜也是一種組合，還曾出現肉粽配飲料或湯品。至於西式早餐則大多是麵包加豆奶之類，在還沒有減肥觀念前，就是選擇會吃飽的好吃餐點為主。一日之計在於晨，因此，早會的便當或餐點就是一天的開始，也是一天熱量開始堆積之始。

到了中午呢？當然就是跟著病房或部門同事一起訂便當，早年並沒有外送平台，都是店家自己規定外送標準，常是要達到一定數量的便當才外送，同事吆喝就一定跟團，不然湊不成份數大家就無法吃午餐。雖然我們是在醫院工作的醫療人員，照理說健康知識比一般人高很多，但對好吃的食物慾望都一樣，必須承認醫療人員訂的便當真的沒有比較健康，其實跟大家一樣。

醫院病房或辦公室裡，都會有一本厚厚的資料夾，裡面搜集各家餐館的菜單；我相信大家的辦公室裡，應該也有那一本美食資料簿，中午的餐點大多會是排骨飯、雞腿飯、滷肉飯、三寶飯等等。選擇的方向，就是哪家餐廳的肉最多就選擇它，主要目的就是能吃飽，肉多、飯多是原則，而這些便當最大特色就是菜非常少，甚至是用醃菜敷衍了事。

2010 年，我開始擔任醫院主管職後，以便當度日的狀況就日益增加，最多也就是便當的檔次更高一級；若是與醫院高層開會，偶爾便當還會有一點健康概念，份量不會太「大」或太「好」。但若

與醫學會開會，那菜色就非常「盛大」且「豐富」。而且從小在「誰知盤中飧，粒粒皆辛苦」的認知下，就是認為一定要把便當吃完。就算已經吃飽，只要一想到不想浪費食物，怕吃不完對不起農夫，就會吃得更多。

另外，我相信有很多人和我一樣，對台鐵或高鐵便當有一種特殊情感，鐵路便當就是旅行不可或缺的一部份。成為一位忙碌的醫師後，常常需要搭乘台鐵與高鐵出差。我對於台鐵便當有個小堅持，就是到外地出差演講，我都當成是一次小旅行。演講時若遇到午晚餐時間，主辦單位會安排餐食，即使我吃飽了，在回程的高鐵或台鐵上，仍會買個鐵路便當，在搭乘的過程中以美食犒賞自己的辛勞。然而，這個小確幸，無形中也增加了進食量，等於一餐吃了兩個便當。

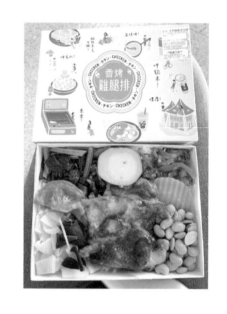

忙碌日子裡享用美味的便當！
是我的最愛～

不僅如此，醫療人員吃飯還有個習慣，就是趕時間快快吃完。我原本以為我吃飯夠快，沒想到有次中午時分，在台北高鐵站巧遇一名現在是民代的醫師大老，記得那時離上車時間還有 15 分鐘，我們兩人同時拿著鐵路便當，一起在候車區等候，大老因為太餓一直邀請我一起把便當吃了，但我因為想要在車上獨自享受，因此未和大老一起開動，沒想到在聊天的短短 5 分鐘時間，醫師大老就把一個鐵路便當給吃完了。

5 分鐘便當，少了與食物的互動，多了發福的可能

5 分鐘的便當讓我大吃一驚，醫護人員雖然都吃很快，但還是第一次看到有人在 5 分鐘內就把一個便當給吃完，還能聊天說話。其實這不只難以消化，更容易發胖，原因在於太快吃完沒有滿足感，沒有跟食物互動，沒有感受食物好吃與否，就是一種囫圇吞棗。即使是有著醫學知識的醫師，也一樣會做出狼吞虎嚥的行為。這種與食物沒有互動的情形，天天都在上演，而且最容易發生在夜市，邊走、邊聊天、邊吃，食物變成一種氛圍，所以不知不覺就吃進一大堆食物。

飲食習慣的養成不易改變，台灣人很愛邊走邊吃，這很輕鬆自在，但是真的很容易變成身材走樣的幫兇。若你曾去過日本，你會發現日本人很少邊走邊吃，但國人習慣買了就吃，即使出國心情是愉快的，但吃東西的方式還是一樣，這無形中就增加進食量。

這二年因為 COVID-19 疫情關係，禁止大家邊走邊吃，也許可以藉此養成習慣。不過，當大家都外帶回家吃的時候，又面臨另一個問題，很多人習慣在吃飯時配電視，現在則又多了一項吃飯配手機，加上疫情期間，很多影音串流平台可以選擇，結果吃飯時，心思一定是在看電視或影音平台，這樣也有可能在不知不覺間多扒兩口飯，而越吃越多，不然，就是快速扒兩口飯，就立刻追劇，這些一般人常見的飲食習慣，都不利減肥。

為何要強調我們用餐時需要與食物進行互動呢？因為除了體驗食物的美味外，在咀嚼享受食物時，心情是愉快的、滿足的，就容易有飽足感，心理得到滿足就不會再有進食的想法。慢慢吃，感受食物、感受身體，享受進食的快樂，反而能夠在進食時有所節制。此外，慢慢吃、**慢慢咀嚼食物，能夠促進飽足荷爾蒙「瘦體素」分泌，抑制食慾，預防暴飲暴食。**

慢慢吃，有節制，最明顯的例子就是吃正式的西餐時，一餐要花上一兩個小時，在國外甚至一餐吃下來都兩、三個小時，每道菜慢慢上，甚至廚師還會現身說明菜色，當你將美食吃進嘴巴時，就能感受到食物真實的滋味。因此，往往吃沒幾道前菜，主菜都還沒上桌就飽了，然後大家慢慢聊天、慢慢吃，一、兩個小時就過去了，這就是與食物產生良好互動的正面影響。

因此，沒有與食物互動，快速吃太多「便當」，鐵定是自己發福的最重要因素之一，跟很多國人一樣，醫師的健康知識雖然多於

一般人，但常因忙碌無法好好吃一頓，或沒養成好的飲食習慣，最明顯的例子，就是明知便當不能常吃，但因為方便想快速解決，成了最簡單填飽肚子的方式，也因為外食太多，蔬菜量攝取嚴重不足，大概比一般人都來得少，最後變成沒吃米其林推薦的餐廳，卻長得像米其林寶寶。

另外，醫護人員壓力很大，每個護理站都有個零食櫃，裡頭會有很多的零食，跟上班族一樣，永遠有個小抽屜放些自己喜歡的零嘴。在醫院只有不放鳳梨酥（鳳梨台語旺萊）或芒果乾（芒等於忙）之類，象徵醫護人員忙不停的食物外，其他都沒有禁忌。

吃東西本來就有紓壓的效果，這是一種生理反應，從住院醫師升任主治醫師的這段時間，是待在病房時間最久，也是體重增加的快速期，跟著訂便當、喝飲料、吃零食，加上又長時間坐著，運動量又不夠，熱量只進不出，肥肉就跟在身上了。

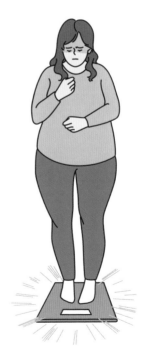

▶熱量只進不出，
體重直線上升！

國人外食多，便當及飲料熱量驚人！

國民健康署曾在 2011 年，針對台灣 15 歲以上有專職工作的員工進行抽樣，樣本人數共計 6,065 人，調查發現有近 7 成員工，中午以外食為主。然而，市售傳統盒餐便當熱量偏高，例如一個大的炸雞腿便當熱量 1,300 大卡，相當於兩餐的熱量，以一般上班族等輕度工作者，1 天攝取熱量應為 1800 大卡為例，假設每天都有一餐吃炸雞腿便當，即使其他兩餐是符合建議量 1 餐 600 大卡（2 餐約 1200 大卡），每天仍然是多吃了 700 大卡，一個月下來等於多了 21000 大卡，若是 7700 大卡會胖 1 公斤，等於每個月就可能增加 2.7 公斤（註①）。

另外，這 20 多年來喝搖搖飲簡直就是時尚的表現。醫院同事在訂便當的同時，很多時候是連同飲料一起訂，有時一週可以多達三次，當然，有時候同事生日、評鑑過關、同事升官等百種理由，都會訂個飲料當下午茶，是種慰勞，心裡也感到很滿足。

但含糖飲料熱量非常高，一杯全糖的珍奶等於喝下十顆方糖以上，雖然後來飲料有半糖，少糖的選項，但珍珠、粉條本身烹煮時就已經加糖，因此，飲料減糖減去的熱量有限，最好的方式還是不加珍珠、波霸等澱粉內容物。含糖飲料不是只有上班族愛喝，國民飲料幾乎衝擊全民健康，根據調查顯示，有 4 成民眾每週至少喝 7 次以上。**長期飲用含糖飲料很容易造成肥胖，提高罹患代謝症候群等慢性疾病的風險**。減糖是全球飲食的趨勢，但一杯珍珠奶茶就破壞了國民的健康，國民健康署於 2018 年發布新版「國民飲食指標」，首次增列「每日飲食中，添加糖攝取量不宜超過總熱量的 10%」，以每日熱量攝取量 1800 大卡為例，則每日添加糖攝取熱量不宜超過 180 大卡，換算下來大概 45 公克糖，約 9 顆方糖，也就是每顆方糖含 5 公克糖，每公克糖可產生 4 大卡熱量。

註①：國健署新聞稿，2019/09/15
https://www.hpa.gov.tw/Pages/Detail.aspx?nodeid=1132&pid=2483

半夜覓食餓不著，夜市、便利商店成了好夥伴

飲食不正常也是自己發胖的另一種原因，尤其 2003 年至 2010 年間，因為各種在職進修，我將門診時段集中，曾有很長一段時期是一天內從上午診、下午診、連著看到夜診，我又不習慣在看診期間吃東西，因此這段長達 8 年的時間，通常凌晨下班時才是我的晚餐時間。另外，開始擔任主管職後，又經常有會議在晚上舉行，即使開會時，同時吃便當，然而開完會後覺得肚子餓，又跑去吃宵夜慰勞自己，吃完後就立刻睡覺，要瘦身都很難。

在台灣，即使凌晨想要吃正餐也很方便，夜市就是一個選項，由於下班回家途中會經過士林夜市，而且凌晨時分，路邊又超好停車，更方便覓食。夜市牛排、十全排骨湯、炸雞排、麻辣鴨血、臭豆腐都是常吃的食物，我自己又很愛吃辣，只要店裡有辣油，我一定會加，但這些油也不知是什麼油，而辣會刺激腸胃道，吃完隔天會拉肚子，心理上就安慰自己，「昨天吃的都拉掉了……」。

即使開車躲過了夜市，回到家之前，到處都有便利商店，也是難以抵抗的誘惑。看著路邊的便利商店，為了不讓自己餓肚子，又想當成晚餐飽食一頓，還是選擇微波便當來吃，一個熱量 500 ～ 700 大卡，就這樣在半夜就寢之前吃下肚了。還有 24 小時營業的豆漿店，也是我凌晨晚餐或宵夜的方便之選。大家都知道台灣的豆漿店不只賣豆漿蛋餅，食物花樣也非常多，我那時常吃鐵板麵再加肉片及荷包蛋，吃完真的大大滿足。

雖然知道這些東西不是那麼健康，但糟糕的是，也沒有任何罪惡感，只是覺得不太正常。忙碌的生活持續著，這種不健康的生活型態也就繼續延續下去了。

每天只睡 4 小時，影響瘦體素分泌，呼吸都會胖

靠吃紓壓不是只有醫護人員如此，一般民眾在工作壓力特別大的時候，也會特別想要吃東西，大家一定都有經驗，在一個案子結束後，通常以聚餐做結尾，忙碌心煩時，連平常不愛的蛋糕，都有可能來一塊。

會有這些反應大家也不用太愧疚，大家都以為靠吃紓壓是心理補償作用，其實它是一種生理自然的反應。因為壓力指數上升後，下視丘裡的血清素神經就跟著功能下降，這時候就會很自然地想要吃東西。而血清素神經的三大路徑中有兩大路徑與吃有關，其中一條路徑是中腦往延腦走，這會影響到睡眠，很多瘦體素（lepiten）是在凌晨睡眠時分泌的，而血清素有助於睡眠深度進行，讓人可以維持好的睡眠品質。

但糟糕的是，我有段長達 10 年的時間身兼精神科業務，負責自殺防治、安寧療護等，也是部門主管，還要忙醫學會、協會、基金會等，每天大約 6 點出門，回到家都已凌晨，躺在床上已半夜 2、3 點，睡眠不足 4 小時，也影響到體內瘦體素的分泌。人都是這樣的，

一旦睡不好或睡眠時間少，吃東西的機會就相對增加，我最忙碌的時候，一天平均只睡 3、4 小時，整天人都顯得煩燥不安，雖然瘦體素在早晨分泌量仍高，有些人會影響食慾不想吃，但我未有足夠的休息太過焦躁，一大早起床後就想要吃早餐。

而台灣的早餐店又是我的最愛，每個轉角路邊都有，食物選擇性又多，以蘿蔔糕為例，以前就是單純蘿蔔糕，現在可以加蛋、加蛋餅，甚至連起司都可以；而蛋餅也一樣，包豬排、熱狗，什麼花樣都有，熱量就像這樣包了好幾層疊了上去。

●餐點營養表（以蛋餅為例）●

食物名稱 （每份重量公克）	每份供應熱量 （大卡）	蛋白質 （公克）	脂肪 （公克）	醣類 （公克）	脂肪占 熱量比 （％）
原味蛋餅 117 公克	261	11	9	34	31.0
起司蛋餅 140 公克	344	16	16	35	40.8

· 資料來源：國民健康署

一般來說，飢餓時會顯得焦慮，血糖升高時安全感會增加，整個人就很放鬆，所以常常吃飽後就想睡覺。而食物在腸胃時，副交感神經會啟動來執行消化機制，副交感神經的運作會讓身體自然而然處於放鬆狀態，這也難怪大家都愛上這吃飽滿足且放鬆的感覺。

第二種與食慾有關的就是中腦往腦下腺體走，這一段也會造成血清素神經功能下降、很想吃東西，這也就是為何我們壓力大的時候，就很想靠大吃來紓壓。

何謂瘦體素？

瘦體素（Leptin）在 1995 年左右被科學家 Jeffrey Freidman 等人所發現，它是一種蛋白質荷爾蒙，由小腸內的脂肪細胞及腸上皮細胞所分泌，當濃度增加時，腦部就會知道現在身體的脂肪數量，抑制下視丘食慾神經元，讓人不吃東西，因而減少脂肪攝取量。

一天中分泌最高峰就是在午夜及清晨之間，這就是為什麼我們半夜醒來，不會找東西吃，比較沒有飢餓感，這也可以說明為何早上起床時的食慾比較低，因為起床時體內的瘦素，仍維持在高濃度的狀態。

有研究認為，睡眠不足者，瘦體素也會跟著下降，因此，很多的減肥專家都會提醒想減重者，一定要睡飽，**熬夜或睡眠不佳，就會很想找東西吃，這些都是可能造成肥胖的原因之一。**

另外，有些肥胖者體內的瘦體素比一般體重者還高，但這些人因無法控制飢餓、調節體重，而出現對瘦體素的阻抗性，等於瘦體素無法發揮抑制食慾的效果。

不過，適度運動則可以維持細胞對瘦體素的反應活性，尤其進食前運動效果更好。這也就是為什麼一直強調，減肥除了少吃，運動仍是重要角色。

聚會應酬吃遍美食，熱量爆表，體重飆升

在醫院定期與不定期的聚餐不算應酬，算是工作的一環，還得使命必達。一年之中會讓體重計指針順時針擺動的時刻，就是農曆年底，簡直是體重總清算的時候，尤其從元旦過後到農曆年前後，國曆一、二月這兩個月，尾牙及春酒更達到高峰。

通常基層的同仁大概就只參加一到兩場的聚會，但若是主管或身兼數職的人，就必須跑數場跟業務相關的各部科室忘年會。我自己曾經算過，農曆春節前後要吃的尾牙或春酒，可以到十多場之多，若加上小型聚會，一週可以吃五次，一天兩攤也並不罕見。

為了嘉惠同仁們，在沒有 COVID-19 疫情的年代，聚會總會在大飯店舉行，以顯隆重，等於我得在兩個月內吃遍十多間餐廳，大家都知道，大飯店的桌菜幾乎都是十道菜，常以海鮮冷盤開場，冷盤上常淋上熱量不低的美乃滋或醬汁，還有一種冷盤是燒臘雙拼，這些都是我的最愛之一，令人食指大動的佳餚。

從第一道冷盤上桌，直到最後一道菜，每道我都不錯過，吃得津津有味；而宴會菜最大的特色就是每道菜幾乎都以魚肉海鮮為主，其中最經典的湯品就是佛跳牆，很多食材都是先油炸再燉煮，像是必備的排骨、芋頭都是如此，一甕熱量少說 2500 大卡以上，若以 10 人份食計算，一人份約 250 大卡，以一個 50 公斤輕度運動女性為例，一天約需 1500 大卡，光佛跳牆一道菜，就占了一餐 500 大卡中的一半以上，相當驚人。

　　十道佳餚中澱粉的含量應該僅次於油脂之外排名第二多了！除了主食的鰻魚飯、櫻花蝦米糕或螃蟹粉絲煲含有澱粉，還有常在前二道菜就出現的炸湯圓或甜點必備的奶皇包、叉燒包，最後收尾的甜湯，如芋頭西米露等甜品也是宴席常見菜單，雖然我不愛甜點，不見得每道都吃，免不了仍會吃上一兩種。至於蔬菜水果在宴席中通常只是配角，健康的青菜也被料理成不健康，比如勾芡變成羹品或成了擺飾的一環，而水果則是最後的結尾，等到最後大家飽到天靈蓋，也沒多少人可以吃得下。還好，這應酬式的尾牙或春酒，必須時常起桌敬酒，可以大幅減少坐在位置上大吃特吃的時間。另外，我會以茶代酒逐桌敬酒，若沒有茶就以飲料取代，兩小時的聚會也就兩三杯打遍全場。

　　而這些宴會菜色幾乎沒什麼變化，最大問題還是太油、太鹹、熱量太高。很多食材都是先油炸再烹調，一頓菜吃下來通常都超過2000到3000大卡，吃一餐就是一天的熱量。除了基本熱量，只要多攝取7700大卡，就會增加一公斤，換算下來，每天只要多增加500大卡的話，一個月就多了15000大卡，這樣等於會增胖2公斤。

　　農曆春節家人團聚，菜色更澎湃，這已不是應酬菜的範疇，而是家人凝聚感情的菜餚，加上假期長，四處拜年走春，有時高達四、五天的午晚餐都是在吃桌菜。傳統年菜也幾乎跟宴會菜差不多，一餐下來可能攝取熱量高達3000到4000大卡，而且過年假期短則一週，長則九天，若飲食毫無節制，年後增加2到3公斤是常有的事。

●一般宴席一人吃了多少熱量●

食物名稱	熱量（大卡）
十道中式酒席菜	1600 大卡以上
牛排西餐	1100 大卡以上
涮涮鍋	1000 大卡以上
自助餐	依選擇的食物而定

· 資料來源：國民健康署

　　國民健康署曾強烈建議在聚餐頻繁時，必須站上體重計，「天天量體重」有節制口腹之慾的效果，研究更指出，節日期間每天規律測量體重，節日後體重大致上可以維持，沒有量體重習慣，體重則顯著增加。相反的，體重過重或肥胖的人，如果在節日期間可規律量體重，節日後體重反而有減輕的效果^{（註②）}。

　　在農曆年前後，我就是「吃一波的重災區」，完全依照增胖數據走，體重都會再增加 2 公斤，已是一年當中最重的時刻，每年吃完有很深的罪惡感，當然也無法容忍這些肥肉往自己身上集合，還是會想辦法再減個 1、2 公斤。然而，這種拉距在過去幾年是無法停歇的。

註②：國健署新聞稿，2020/01/20
https://www.hpa.gov.tw/Pages/Detail.aspx?nodeid=4141&pid=12018

飲食結合運動更享瘦
但總因忙碌荒癈

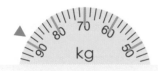

在身體還沒有出現大狀況時，我開始決定減肥，針對自己飲食、運動方式著手，利用所學的健康資訊，應用在減肥這件事上，抱著一定要成功的決心，因為「減肥太難，而且我不想復胖」。

我回到減肥最基本的原理「少吃多動」。戒掉最常吃的便當，改採低碳水化合物、高蛋白質及好油的飲食原則，減少澱粉攝取，高蛋白質增加肌肉量提高新陳代謝率，好油則減少身體發炎機制，讓減肥效果更好。

從學生時代一直都有運動習慣，但在體重不斷上升的情形下，雖然也想找出適合自己工作性質的運動，但最後都失敗。三天捕魚兩天曬網是當醫師後的運動常態，沒時間運動及找不到適合自己的運動方式，讓原本還斷斷續續的運動，最後變成兩年幾乎不運動，也是壓垮駱駝的最後一根稻草。

直到開始減肥改變飲食後，才發現要達到事半功倍的減肥效果，運動還是最好的方法，於是開始尋找適合在家的運動方式。

運動對我而言並不難，「持續運動」才困難

從小就有運動習慣，運動對我不是難事，所有減肥的方式，也都告訴我們除了飲食控制外，運動很重要，身為醫師的我也知道體重持續增加是不行的。雖然工作如此繁重，除了看診、開會及上課外，還是會儘量想方設法的找出時間運動。

住院醫師時期，我一週會去健身房運動兩天，當年健身房還不算流行，但自己從小算是運動咖，一直覺得運動不能荒廢，當住院醫師時，假日還有時間可以運動，體重控制也就沒有太失控。加上自己住的社區也有健身房，偶爾也會現身一下。但隨著工作越來越多，心理總是想要偷懶，覺得這麼累還要出門運動，就更沒動力。實際上，更困難的是，每天下班這麼晚，早上又很早出門，週間跟本無法出門運動，出門運動這件事反而有點窒礙難行。

那假日呢？剛剛升任主治醫師時還有時間，可以在假日運動、逛街等；但主治醫師第三年後，開始加入各種醫學會的行政體系學習新的知識及行政事務，從副秘書長、秘書長到理事、理事長，醫院內外的事塞滿全部的時間，包括假日也不例外，尤其國內醫學會、研討會常為了方便全台各地的醫師，在不影響臨床工作的狀況下共

同與會，很多會議都在週六或週日舉行。和國外不一樣，西方世界的學術會議多數在週間，即使在假日也多是一個半天而已，他們重視個人與家人共處的時間，我們總是太拼命，想把所有時間排得滿滿的，而這樣的生活，導致僅剩的空暇時間都沒有了，連睡覺時間都得犧牲，怎麼有時間運動呢？

90 kg

三天捕魚兩天曬網，體重攀高峰

曾經我也想要挪出時間，在繁忙工作中抽時間運動，看看是否可行。2011 年春天，我住在新北投，大樓旁就是新北投公園，心想早一點起床在住家附近跑步，但只維持一兩週就不行了。放棄的原因是，跑完步回家沖澡，再去上班，工作時就覺得很累，體力無法負荷；加上天氣一冷，一下雨就更沒辦法出門跑步。雖然我內心還是想嘗試其他方法，為了激勵自己跑步，我還曾特地買卡西歐運動手錶，來計算跑步次數，但出門運動對我來說，真的太難，做不到，之後徹底放棄。

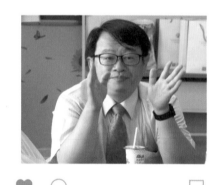

89 公斤是人生體重最大值，
開會還是照喝飲料～

之前體重在斷斷續續的運動之下，勉強還算能控制住，但自從放棄運動，就演變成最糟糕的狀況，體重直線上升。足足有兩年沒有運動的我，體重來到人生最大值的 89 公斤。因此，確定開始減肥後，除了自創「類生酮飲食法」，我為了達到最佳的減重效果，更下定決心要利用畢生所學的健康知識來減肥。在各種試行錯誤之下，才找到適合自己的運動方式，就是在家中搖呼拉圈，讓自己不出門也能動一動。大家也可以試著找出一種適合自己的在宅運動，讓自己體重不至於超標。

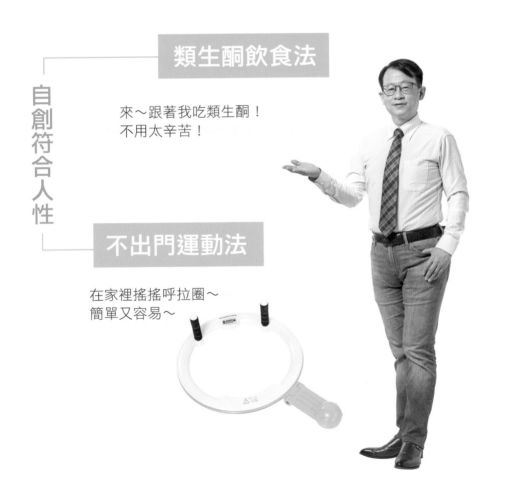

自創符合人性

類生酮飲食法

來～跟著我吃類生酮！
不用太辛苦！

不出門運動法

在家裡搖搖呼拉圈～
簡單又容易～

DIET

行動篇

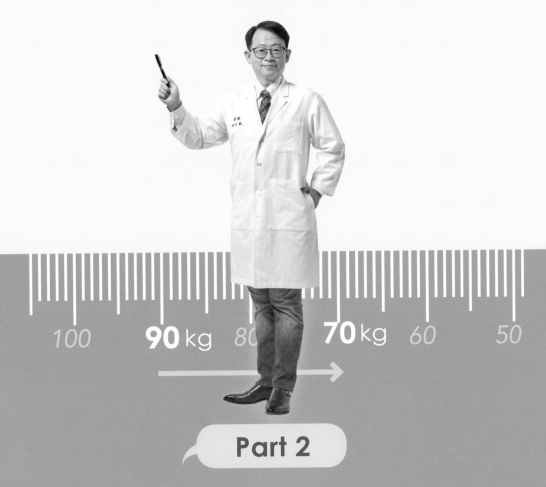

100 **90** kg 80 **70** kg 60 50

Part 2

類生酮飲食法
跟著方醫師輕鬆瘦

自創類生酮飲食法，一週攝取三、四次澱粉主食與少量好油

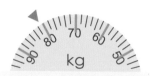

前幾年興起生酮飲食的風潮，我為了減肥瘦身也跟風嘗試，但完全不攝取澱粉，對經常外食的我而言實在太難執行，因此，我稍微調整飲食內容，找到適合自己的「類生酮飲食法」。

一般均衡飲食的比例，碳水化合物約占總熱量的 50 ～ 60%、蛋白質約20%、油脂約30%；但生酮飲食的碳水化合物比例僅占5%、蛋白質維持20 ～ 25%，油脂占比高達70%。這種典型生酮飲食的「脂肪」與「蛋白質和碳水化合物組合」重量比是 4：1，碳水化合物幾乎只占 5% 至 10%。為了達到這個比例，飲食需避免高碳水化合物食物，例如：澱粉類偽蔬果（如：玉米、地瓜、蓮藕等）、麵包、麵、穀物和糖，等同於吃進去的每一口食物，都要計算含量；同時增加高脂食物（如：堅果、奶油和黃油）的攝取。

所謂的生酮飲食，從字面上看來它是一種「會產生酮體的飲食法」，必須採取低碳水化合物攝取，強迫身體燃燒脂肪進而產生酮體，早在 1920 年代，就被應用在治療頑固型兒童癲癇，可降低癲癇發作次數，這種治療飲食法，當年設計的原理就是只要補充足夠的蛋白質，維持孩子成長及足夠的體重就行，但長年治療容易引起包括高膽固醇、便祕、酮酸中毒、腎結石等副作用，因此飲食治療時需嚴格被監控，但在相關抗癲癇藥物被研發出來後，臨床上就很少用這種極端飲食。

過了近百年，2016 年左右，反而成為現代人快速減重法的代表，這個號稱一個月可瘦十幾公斤方式，在前幾年曾蔚為風潮。

各種搭配生酮飲食的方式通通出爐，包括進食時間在 8 個小時以內，把三餐或一天中該吃的全吃完，其他 16 小時等於輕斷食階段；另外，為了達到高脂肪飲食，防彈咖啡也同時出現。

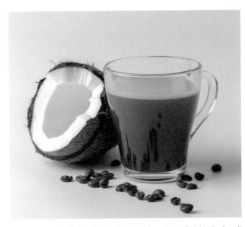

▲防彈咖啡基底是椰子油，而我的改良式防彈咖啡則加其他好油～

防彈咖啡是一早空腹就喝兩杯，6 小時後再進食，並搭配低碳水化合物飲食，而讓生酮飲食可以較容易執行。

生酮飲食減肥法跟著做，卻窒礙難行

生酮飲食減肥法開始流行，從發胖後一直都在減肥，我也跟風一下，跟著同事們一起嘗試，由於生酮飲食有嚴格的進食時間限制，得在 8 小時內把食物吃完，加上不能吃米飯澱粉，在執行上太困難，醫師通常都三餐不定，常常夜診下來就已快凌晨了，不吃東西會餓昏頭。不過因為自己本來就喝咖啡，對於生酮飲食中搭配的防彈咖啡並不排斥，於是也跟著嘗試防彈咖啡。

防彈咖啡是由美國矽谷一名工程師戴夫・亞斯普雷（Dave Asprey）所研發，源自於他西藏旅遊的經驗，當地民眾給了他一杯酥油茶。他發現這種飲料，可以讓人迅速恢復體力，能量還可滿足一整天，回國後就積極研究；其作法就是一杯黑咖啡，加入一匙的無鹽奶油及一匙椰子油，再用果汁機攪打 20 ～ 30 秒，並取名為防彈咖啡。同時，他也發現早餐喝一杯防彈咖啡，不僅身體快速獲得能量，還有瘦身效果，因此掀起一陣熱潮。

防彈咖啡瘦身的原理，是搭配生酮飲食的概念而來，運用高脂肪、極低醣類的飲食模式，幫助生酮飲食達到減重效果；而防彈咖啡就能增加油脂的攝取，因此，當醣類攝取不足，油脂進入體內後，油脂就能取代葡萄糖當做身體能量的來源，由於油脂成分高，很容易產生飽足感，減緩胃排空速度，可減少飢餓感，達到減重效果。

而防彈咖啡為何會以椰子油為基底，主要是椰子油是由中鏈三酸甘油酯（Medium Chain Triglyceride，MCT）所組成，也就是俗稱的中鏈脂肪酸。中鏈脂肪酸包含碳鏈長度在 8 至 12 間，而長鏈脂肪酸則是碳 12 以上，兩者在人體吸收後的消化速度截然不同。

長鏈脂肪酸經由小腸吸收，需要膽汁和胰臟分泌的消化酵素，才可消化吸收，乳化成中性脂肪（三酸甘油脂），接著再經由淋巴系統，順著全身血液循環，未利用消耗的就會以脂肪形式儲存、囤積在體內，消化速度比中鏈脂肪酸慢很多，這類油脂以植物油為主，常見於家中廚房，像是大豆油、芥花油、葵花籽油、橄欖油等等。

中鏈脂肪酸則因分子量小、水溶性高，能夠在很短的時間內被人體消化、吸收，而且不經消化道而是直接經由肝門靜脈，送往肝臟進行代謝與氧化，快速轉換能量，產生熱能、酮體，提供大腦、骨骼及心臟能量來源。

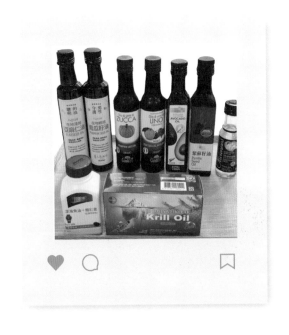

為了每日攝取好油，
家中總是囤了多罐不同好油，
例如奇亞籽油、苦茶油等。

另外，中鏈脂肪酸也不會透過淋巴循環系統送至全身其他組織，增加脂肪堆積。不過這樣的代謝方式，就僅只於碳長度在10以下的中鏈脂肪酸，研究顯示，椰子油能有效運用的中鏈脂肪酸大約2成，其中4成是比較偏向長鏈脂肪酸型式。因此，椰子油與市售的中鏈脂肪酸油脂，是不能畫上等號。

●減肥菜單常客「防彈咖啡」●

傳統作法	黑咖啡、無鹽牛油，及椰子油 以 1：1：1 的比例混合而成
步驟 1	需要兩杯 240c.c. 的黑咖啡。
步驟 2	在黑咖啡內加入 15 ～ 30 克的椰子油。
步驟 3	再加入 15 ～ 30 克的無鹽草飼牛油。
步驟 4	用果汁機將所有東西打到發泡，這樣防彈咖啡就做好。
☆提醒	口感類似重拿鐵咖啡，但使用的無鹽奶油或椰子油是屬於飽和脂肪酸，過量仍有高血脂的疑慮。

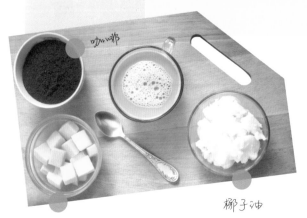

咖啡

椰子油

無鹽草飼牛油

◀減肥菜單常見的
防彈咖啡。

無法完全戒澱粉又怕麻煩，生酮飲食無法持久

使用椰子油及奶油來製作防彈咖啡，總覺得不太適合，雖然同事之間，有人買了中鏈脂肪酸的油脂來調製，但中鏈脂肪酸一點味道都沒有，在減重過程百般辛苦的狀況下，也很難持續，加上每天要打一杯防彈咖啡實在太麻煩，就不想再執行。

就這樣，我以椰子油為基礎，加上防彈咖啡，嘗試了三個月的生酮飲食，大約減了 3 公斤，就宣告失敗。另一個原因也在於生酮飲食需要極低的碳水化合物，雖然我每週會有一天設定為「補碳日（補充碳水化合物）」，也就是僅有一天可以吃任何米飯澱粉，但其他時間完全不吃澱粉實在太痛苦了，因此我發現自己無法靠生酮飲食來減重；而同事們也在減了 2 ～ 3 公斤後就停止，這種減肥方式實在太難了。

無法執行生酮飲食的原因！

1 8 小時內進食結束太難。
2 一週只有一天能吃米飯澱粉，無法執行。
3 防彈咖啡只能搭無鹽奶油或椰子油，有健康疑慮。
4 防彈咖啡搭中鏈脂肪沒味道太難喝。

下定決心要瘦身的我，改變了生酮飲食的方式，沒有完全靠油脂來產生熱量，而是一週會吃三、四餐的澱粉，這些澱粉偶爾會是精製的麵條、蔥抓餅，也可以是當甜點吃的芋圓；當然也有五穀雜糧，像是南瓜、燕麥等，而油脂則揚棄較令人擔心的飽和脂肪酸椰子油，改成多種好油輪流使用。

適合外食者的類生酮飲食法

主食

一週攝取
三、四次
澱粉

其他

搭配好油
橄欖油
苦茶油

由於生酮飲食對一般人來說太難了，因此，經過人性考量及可執行性，我採取生酮飲食的精華進行減肥計劃，也就是仍會減少碳水化合物攝取量，只占一成，但不會採取高油脂方式，生酮飲食油脂要占七成，但我採取的類生酮，油脂攝取就回到正常，只要二到三成就夠，且以好油脂為主，其餘的就是蛋白質食物。

在反覆嘗試中，需要經常外食的我稍作改變，找到適合我的飲食方式。**一週攝取三、四次澱粉主食，並攝取少量好油**，就是我的飲食推薦方式，我稱之為「**類生酮**」，這方式**比較適合外食者**，也比較可**以長久持續進行體重控制**。

類生酮畫重點！

1　一週可以吃三、四次澱粉，大多以青菜蔬果裡的醣類為多，再
　　輔以五穀雜糧，減少精緻澱粉攝取。
2　每天都會攝取好油，從飲食中攝取如堅果、鯖魚、鱈魚等，食
　　用油則使用如橄欖油、苦茶油等。
3　要習慣看飲食熱量表，並熟記幾項常吃的食物熱量。
4　懶人版改良式防彈咖啡，也可不將咖啡及油脂放入果汁機打勻。

動手做做～ 3 種懶人版改良式防彈咖啡

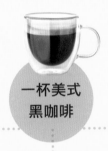

一杯美式
黑咖啡

● 第 1 種 ●

加 一 匙 約 10 ～
15 公克的橄欖油
或亞麻仁油，油
可單獨喝。

● 第 2 種 ●

配一湯匙綜合堅
果（等同好油）。

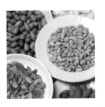

● 第 3 種 ●

加一匙橄欖油
或其他好油，
配一片雜糧麵
包沾橄欖油吃。

依基礎代謝率找出自己每日所需攝取熱量

開始執行類生酮飲食法後，仍需注意熱量攝取。至於減重的熱量攝取應該要多少？這必須參考自己一天的基礎代謝率（BMR）。所謂的基礎代謝率（BMR）就是當身體休息、沒有活動時，維持生命所需的基本熱量，但畢竟一整天還是會有活動，因此一天所需消耗總熱量（TDEE）設計，有些人會建議額外再加上 300 大卡左右。

由於基礎代謝率有一個複雜的計算公式，大家也不用特意記，目前很多網站有計算公式，幫你算基礎代謝率所需的熱量，我自己約 163 公分、減肥之前約 89 公斤，因此一般減重時，每日基礎代謝的熱量約在 1600 ～ 1800 大卡之間，認真減重時期大概是 1200 ～ 1400 大卡。開始減重後，攝取熱量會逐漸下降，減重後的維持時期，就大約在 2000 大卡左右。另外，我也將每日基礎代謝熱量依三餐大約估算分配，並以此原則管理每日所攝取的熱量。

或許有人認為，那就直接攝取低於基礎代謝率的熱量不就好了，但實際上極低熱量的過度節食，會讓身體啟動保命機制，減少身體耗能，導致基礎代謝逐漸降低。減重時期因為熱量降低，本來就會降低基礎代謝率，且過度節食也會造成肌肉流失，導致脂肪囤積。

減肥目地除了減去體重之外，最希望可以減脂、增肌，運動就可以增加肌肉量，也能讓基礎代謝率提升，身體就會耗掉比較多的熱量，形成「易瘦體質」、「怎麼吃都不會胖」的情形。此外，營養素攝取以高蛋白質為主，要瘦得健康，除了吃對食物外，運動也相形重要。

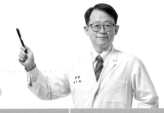

●我的三階段減重熱量分配表●

	認真減重期	一般減重期	維持時期
攝取熱量	1200～1400 大卡	1600～1800 大卡	2000 大卡
三餐熱量占比	早餐：大約 300 大卡 午餐：450～550 大卡 晚餐：450～550 大卡	早餐：400 大卡 午餐：600～700 大卡 晚餐：600～700 大卡	早餐：400 大卡 午餐：800 大卡 晚餐：800 大卡 （可自行調整）
營養素	蛋白質約占 70% 油脂 20% 碳水化合物 10%	蛋白質約占 60% 油脂 20% 碳水化合物 20%	可與一般減重期相同。 蛋白質約占 60% 油脂 20% 碳水化合物 20%

改變飲食習慣
類生酮飲食法也能輕鬆執行

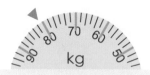

自從開始執行我的「類生酮飲食法」後，就算是外食，我一樣維持一週三、四次含澱粉主食，不限午餐或晚餐。不過，既然要執行自己的類生酮，那麼一週僅存三到四次的澱粉攝取時間，就得好好的選擇餐點，畢竟吃完一餐少一餐。

而一日之計在於晨，對我而言，早餐是最費心準備的一餐，也唯有早餐會自己準備。

早餐控制熱量在 300 ～ 500 大卡、補充蛋白質及優質油脂

早餐的飲食原則主要就是蛋白質及好的油脂，藉此提供早上能量來源的營養素，蛋白質能幫助肌肉合成，維持新陳代謝。另外，油脂熱量高、有飽足感，早上的油脂攝取大概在 20c.c. 左右，也由於午晚餐都外食，不知店家食用油的品質為何，因此，我都在早餐時盡量攝取所需油脂，若是早餐的料理上油脂不夠多，甚至會直接補充一小杯的好油。

翻開我長年記錄的食譜，早餐的菜單裡，常是一杯黑咖啡，搭一或兩顆水煮蛋，加上一罐水煮鮪魚罐頭，並倒入 10c.c. 以上的橄欖油或苦茶油，灑上一匙辣淑粉，這樣就是一餐，因為油脂夠，因此就不需要搭配防彈咖啡。有時候，我會在鮭魚排抹上一點油，放入氣炸鍋氣炸 15 分鐘，再搭黑咖啡就是一天完美開始的早餐。另外，我也曾經準備極低熱量的蒟蒻麵，淋上蒟蒻麵附贈的醬汁，再加上一顆水煮蛋、香蕉，搭配一杯防彈咖啡。

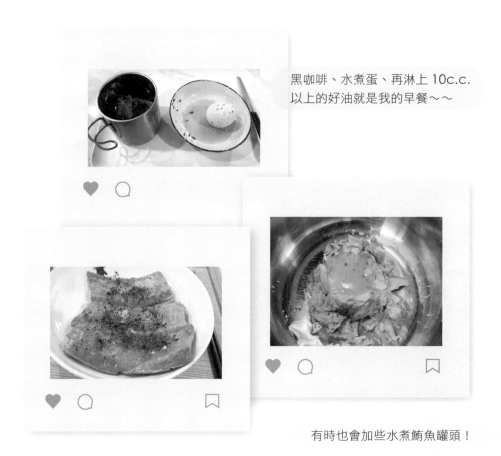

黑咖啡、水煮蛋、再淋上 10c.c. 以上的好油就是我的早餐～～

有時也會加些水煮鮪魚罐頭！

鮭魚排抹上一點油，放入氣炸鍋氣炸 15 分鐘，也很好吃～

為了讓早餐豐富性更高也更多變，我常常自創料理，也使用超市購買的韓式沖泡式湯包，再加一顆蛋，配上一杯油及三合一的防彈咖啡；也曾利用朋友送的自製酸菜當成蒟蒻排的醬料，像這些都是家中常備的食材，若是晚上太餓想當宵夜吃，熱量也不會太高，可以安心享用。

相較於午晚餐都外食，熱量不易控制，因此在早餐的熱量就會特別計算，通常會是一天中熱量最低的一餐，大約控制在 300 大卡左右，500 大卡是上限。很多人覺得記食物熱量很麻煩，但**減重的第一步，就是吃東西先看外包裝，常吃的食物就把熱量記下來，這樣會比較清楚自己三餐的熱量分配。**

以我常吃早餐菜單為例，大致熱量如下：

● 食物熱量表 & 早餐範例 ●
（控制在 300 ～ 500 大卡左右）

食物種類／重量	熱量（大卡）	備註
蒟蒻麵……100 公克	20	若附醬料，約 150 大卡
水煮蛋……100 公克	150	約為兩顆小型蛋
香蕉……每 100 公克	90	約去皮後的中小型香蕉
任何油脂……1 公克	9	選一支常用湯匙，計算出分量，方便日後簡單算熱量

早餐範例 ①

・小型香蕉……1 根 ・好油……1 湯匙（約 10c.c.） ・美式咖啡……1 杯 ・水煮蛋……1 顆	大約 300-500 大卡左右	這是基本範例，若不想吃這麼多，可不吃水煮蛋，若換成範例②，熱量也差不多，因此熟記幾項常吃食物的熱量，就能隨時替換。

早餐範例 ②

・極低熱量的蒟蒻麵 　淋上附贈醬汁 ・小型香蕉……1 根 ・美式咖啡……1 杯	大約 300-500 大卡左右	如上，可彈性替換。

早餐範例 ③

・水煮鮪魚罐頭 1 罐 　淋上橄欖油或苦茶油 1 湯匙 　（約 10c.c.） 　可再灑上 1 匙辣椒粉 ・美式咖啡……1 杯 ・水煮蛋……1 ～ 2 顆	大約 300-500 大卡左右	如上，可彈性替換。

早餐範例 ④

・鮭魚排抹一點油放氣炸鍋 　炸 15 分鐘取出即可 ・美式咖啡……1 杯	大約 300-500 大卡左右	如上，可彈性替換。

▲更多早餐範例可參考第 114 頁

想減肥的人必須先改變的習慣，就是每天攝取的總熱量要減少，不能像以前一樣大吃大喝，想吃多少就吃多少，有太多的例子告訴我們，若整體熱量沒有減少，單靠運動減重效果都不會好。

另外，為了用好心情讓一天有好的開始，我不只用心準備早餐，也會在擺盤上花點巧思，即使是看似差不多的料理，但換了不同的杯盤，就有不同的心情，即使是很簡單的一餐，在外人看來甚至是無聊或無趣不好吃的食物，但透過一些小改變，吃進嘴裡都是道美食，有時我還會讓這些美食美美的上鏡，用鏡頭記錄下來。

早餐菜單中常見的 3 種食材與 3 種調味料

瘦身時，攝取優質蛋白質與油脂很重要，因此我的早餐菜單中，有幾樣必備的食材，一週會出現好幾次，最常看到的就是水煮鮪魚罐頭、水煮蛋或茶葉蛋、香蕉，調味料最常見的就是辣椒、胡椒粉、馬告。

3 種食材	3 種調味料
水煮鮪魚罐頭	辣椒
水煮蛋、茶葉蛋	胡椒粉
香蕉	馬告

食材 1 》水煮鮪魚罐頭　快速攝取優質蛋白質與油脂

為何鮪魚罐頭會常出現在我的菜單中呢？曾經看過日本節目《全民家庭醫學》中，有減肥者為防止肌肉減少，每天都會吃上一罐鮪魚罐頭。對外食族或不善料理的人來說，比起去市場買新鮮的魚回家還得烹煮，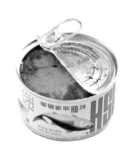
鮪魚罐頭打開就能吃，且超市及便利商店隨時都可以買得到。因此，從 2018 年開始認真減肥後，水煮鮪魚罐頭就成了我隨時補充蛋白質的來源，方便食用又好取得。

大家都知道鮪魚含有的不飽和脂肪酸，富含 EPA 和 DHA，可以促進血液循環、降低心血管的發生機會，還能活化腦細胞提高專注力，也有大量的維生素 A、B6 和 E，具有肌膚保健、提高免疫力等功能。

那麼鮪魚有這麼好的油脂，怎麼不選油漬而選水煮的呢？原因在於油漬的鮪魚是水煮後額外加入大豆油之類的一般油脂，並非鮪魚本身的油脂。另外，只選水煮鮪魚而不是茄汁或其他調味的鮪魚，也是因為罐頭會額外加上調味及不知來源的油脂。因此，為了安心起見，我只選擇水煮鮪魚罐頭當自己的料理食材，料理時，也只需要淋上自家的好油，就能輕鬆開吃，不只解決我的不安，還能快速吃到優質蛋白質及好的油脂。

食材 2 》水煮蛋、茶葉蛋　是優質蛋白質的來源

水煮蛋幾乎天天出現在我的菜單上，雞蛋被公認是「全營養食物」之一。一顆雞蛋含有 220 ～ 250 毫克的膽固醇，雖然吃太多雞蛋是否會增加過多膽固醇，提高罹患心血管疾病的風險，曾引起廣泛討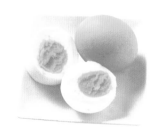論，也曾讓包括成長中的青少年或慢性病的長者，都認為蛋是讓人又愛又怕的食物。

　　不過 2016 年元月，美國衛生部與農業部聯合在美國醫學會雜誌（JAMA）上發布的《美國 2015 ～ 2020 年最新飲食指南》中，已取消每日攝取膽固醇的上限，並證實膽固醇的增加只有 2 成是來自於外來食物，剩下大約有 8 成是身體所自行製造的。而衛福部建議膽固醇一天攝取量為 300 毫克以下，而一顆蛋大約是 200 毫克左右，因此，每日一顆蛋是不用怕膽固醇過高，可以放心攝取。

　　蛋白和蛋黃，都是優質蛋白質的來源，很多人只吃蛋白不吃蛋黃，然而蛋白雖然是優質蛋白質來源，但它九成都是水分，不含醣類及脂肪，因此熱量很低，每 100 公克，熱量不到 50 大卡，而蛋黃的營養就相當豐富，幾乎是蛋的營養成分來源，含有醣類和脂肪，但相對熱量較高，每 100 公克，熱量有 330 大卡，膽固醇含量也比較高。

蛋黃不僅是脂溶性維生素 A、D、E 的良好來源，也富含維生素 B2、B6、B12、葉酸、泛酸和膽鹼等營養素，硒、鋅、鐵、磷等礦物質含量也很高，還含有葉黃素、玉米黃素等護眼營養素。因此，要吃蛋也要把蛋黃吃下肚，才能攝取蛋的全營養素。

食材 3 》香蕉 營養又解憂但仍須計較熱量

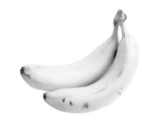

至於香蕉也常出現在我的菜單中，依據行政院衛生署食品營養成分資料庫記載，100 公克的香蕉熱量 91 卡，其中所含的礦物質更高於其他水果，例如鉀 290 毫克、鈣及鎂各 23 毫克，還有菸鹼酸及鋅，且鈉含量很低，尤其香蕉是所有水果中鉀含量最高的食物，鉀的最大功用就是幫助人體調節血壓，維持人體的循環代謝、調控水分平衡，也有助改善肌肉和神經系統，成了心臟科醫師口中對心血管疾病相當好的食物，但相對的，需要控制鉀含量的腎臟病患者則需要小心。

另外，香蕉鈣含量也高，是運動選手補充營養的最佳食物之一，在民眾的認知裡除了有「抽筋要吃香蕉」的常識；幫助排便也是一般人對香蕉的認識，對於消化不好、以及容易便祕的人而言是很好的水果。因為香蕉含有大量膳食纖維及果膠、果寡糖，可增強腸內有益細菌（乳酸菌）的活力，促進腸道蠕動，幫助排便，改善腸道菌叢生態。

而香蕉含有的維他命 B2 和檸檬酸，可分解人體的疲勞因子。精神科醫師都知道香蕉是個讓人快樂的水果，可以抗憂鬱，甚至有句諺語說，「失戀要吃香蕉皮」。香蕉不只富含有助振奮精神的鎂，能改善憂鬱、焦慮感的生物鹼，還有維生素 B6 和豐富的色胺酸。香蕉每 100 公克中有 12 毫克色胺酸，幾乎為水果之冠，能幫助穩定情緒、抗憂鬱。這是它常出現在我的減肥食譜裡的最大原因。

「憂鬱」除了心理上長期面臨壓力外，當大腦缺乏「血清素」時，也會造成情緒低落，而血清素是一種能夠調節情緒的神經傳導物質，當人體血清素濃度增高時，就會產生愉快的感覺，因而也有「快樂荷爾蒙」之稱。因此，當血清素濃度偏低時，就會產生憂鬱的情緒，甚至失眠、記憶力衰退。而製造血清素的原料就是色胺酸，色胺酸能夠合成褪黑激素，誘發睡意並維持良好的睡眠品質，色胺酸無法在人體內合成，需要從食物中攝取，因此，常看到醫師或營養師會建議民眾多吃香蕉，或睡前喝一杯牛奶，就因為這兩種食物色胺酸含量較高。

此外，香蕉不只是熟成營養價值高，青香蕉更含有豐富的抗性澱粉，抗性澱粉是一種不易被人體消化吸收的澱粉，與膳食纖維具有相同的功效，可阻止葡萄糖進入腸道，抑制餐後血糖升高；另有研究指出，抗性澱粉還可增加脂肪代謝速率、促進礦物質吸收及增進益生菌等功效。不過，青香蕉是指未熟成的生澀香蕉，比較不好入口，口感喜好因人而異。雖然一週有五天吃香蕉，但減肥食譜裡的香蕉，幾乎每次都是半根而已，還是需要計算熱量。

調味料　》辣椒粉、胡椒粉和馬告　用以調味增加食慾

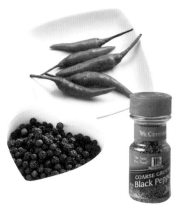

我幾乎餐餐都會添加辣椒粉，因為很喜歡吃辣「無辣不歡」，減肥前一週可以吃二到三次的麻辣臭豆腐鴨血，減肥後還是會吃，只是頻率改兩週一次，而不會把麻辣湯喝完。但辣椒仍是最愛的調味料，即使在減肥仍得兼顧口慾。

辣椒含有豐富的維生素、辣椒素、胡蘿蔔素等營養素，尤其成熟的果實含量較高，辛辣來源則是「辣椒素」。全世界有不同的辣椒品種，攝取辣椒素能刺激腦內啡分泌，讓人產生快樂的感覺，而且辣椒越辣，分泌量越高，加上辣椒素會刺激交感神經，產生兒茶酚胺的神經傳導物質，提高新陳代謝，帶動血液循環，吃完辣椒滿身汗；另外，辣椒素也是很強的抗氧化物，含有高含量的維生素 C，有助於吸收穀物和豆類食物的鐵元素。

我會在看似簡單無味的食物上添加一些辛香料做調味，灑一些乾辣椒粉，或淋上一些以辣椒為主沒有其他添加物的辣椒醬，只要有這一「味」，都能讓食物變得好吃，讓人增加食慾。以前去小吃店會狂加辣油或辣椒醬，但現在因不知店家製作過程是加什麼油，因此，只會選擇簡單的生辣椒或乾辣椒粉。

減肥後，我也開始品嚐食物的原味，既然都完成一道營養又豐富的食物，所有的調味都跟著簡化，除了辣椒外，胡椒粉、馬告也是常見的調味料，尤其原住民的山胡椒馬告，帶有檸檬香味非常適合肉類食物。

其他調味 》糖類只用蜂蜜、早餐不放鹽巴

除了辣椒粉，其他調味料我則很少使用。糖類只使用蜂蜜，但其實很少製作甜味料理；而鹽巴在自己的料理過程中，並不常見，原因是午晚餐都外食已經夠鹹了。因此，在一天當中，會自己料理的早餐，我就不加鹽巴。至於很多醬料，如小魚干醬、XO醬，甚至醬油都因不常吃，只要打開就得放冰箱，常常放到過期，後來這些瓶瓶罐罐的醬料就不怎麼出現在餐桌上了。

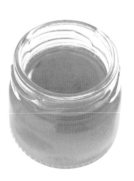

▲用適量蜂蜜取代糖。

控制澱粉攝取量，午晚餐也能吃得美味

計算每週澱粉攝取量，選擇低熱量食物，適度享受美食，就是我的類生酮飲食重點。

很多平民小吃的確美味，但對想減肥的人來說，得有多大的自制力，因此往往禁不起美食的誘惑又大肆朵頤一番，一時之間滿足了口慾，沒多久又產生罪惡感，然後再自怨自艾「為何要貪嘴？」不然就找個減肥者永遠的理由「減肥是明天的事」。這樣的減肥過程與心態，自然會認為減肥總是痛苦無趣，窒礙難行，但減肥真的這麼難？這麼辛苦嗎？

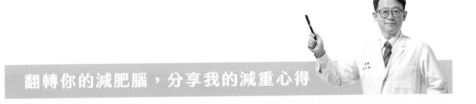

翻轉你的減肥腦，分享我的減重心得

首先設計好自己可以吃澱粉的時間，就是犒賞自己的快樂時間，想吃燒餅油條也行，算好日子，這週額度用完就排下週。若要安排跟同事聚會或親友聚餐，一定會吃到澱粉，那就先把額度空下來。

通常會攝取澱粉餐多數是在午餐或晚餐，因為早餐我通常都自行準備，會吃到澱粉的機會並不多，午晚餐則以外食居多，吃到澱粉的機會自然就多。至於夜診或開會太晚，錯過晚餐或想吃點宵夜解饞，自己煮就選擇低熱量食物，當然還是儘量避免在深夜攝取澱粉類食物。

要 訣 》午晚餐或甜點　我這樣吃！

　　對經常外食的我來說，每天外食該如何選擇食物呢？以前我每週必吃的拉麵，現在會改一個月一次，牛肉麵我會點牛肉湯不加麵，但拉麵沒有這種選項，以前我都會點豚骨叉燒拉麵順便加一盤煎餃，現在會改變作法，就點鹽味拉麵或醬油拉麵，也不再加點煎餃，熱量就少很多。

　　另外，我也喜歡吃蔥油餅，但傳統的蔥油餅作法是用很多油半煎、半炸，現在我改吃蔥抓餅，因為要讓餅鬆鬆散散，用油量就會減少。

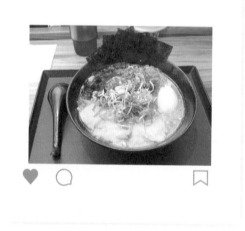

　　至於台灣很多的小吃店都有賣水餃或溫洲大餛飩，為了讓餃子多汁滑口，餡料會加入很多肥肉，有時甚至拌入豬油，熱量超級高，10 顆大約有 500、600 大卡。以前想吃水餃時，起碼都 10 顆以上才會吃得飽，現在就只點 5 顆，再搭配牛肉湯或小菜就能飽足。

為了控制熱量，拉麵點鹽味，
也不加煎餃～～

　　精製麵包也是同樣道理，以前家裡開雜貨店有賣麵包，知道西式麵包或糕點都會添加很多奶油，甚至是反式脂肪，現在若要吃麵包就要計算份量和熱量額度，或者跟別人一起分食也是很好的方法。不過雖然我喜歡吃麵包，但對於西式糕點不是那麼喜歡，像起司蛋糕或餅乾類，吃的機會並不多。但是我喜歡吃甜品，像蓮子木耳湯、紅豆湯、芋圓豆花等含有澱粉的甜點，都是我愛吃的，因此若我有吃這類較中式甜品，就算一餐的份量了，所以無論是吃三口或一碗，都算在我的澱粉餐裡。

X　原本飲食習慣	O　嘗試改變習慣
每週吃一次拉麵	每月吃一次拉麵
牛肉麵	牛肉湯（不加麵）
豚骨叉燒拉麵 + 煎餃	鹽味拉麵或醬油拉麵（不加點煎餃）
蔥油餅	蔥抓餅
10 顆以上水餃或溫州餛飩	5 顆水餃或溫州餛飩 + 牛肉湯或一疊小菜
不考慮份量與熱量吃完整個麵包	計算份量與熱量跟別人分食一半
含澱粉中式甜點一碗 （蓮子木耳湯、紅豆湯、芋圓豆花）	縱使吃三口或一碗都算抵一餐澱粉量

一天總熱量 1500 ～ 2000 卡，搭配 15 分鐘運動

正在減重時，不斷的巡房、看診、開會，繁忙工作也一樣需要具備體力及耐力，但一天的熱量就只能控制在 1500 大卡以內。已減重完成，要維持體重時，熱量則控制在 2000 大卡，再搭配每天 15 分鐘的運動（請參考 Part3），就能讓自己在食物的選擇上多一些彈性。

要訣 1 》開心減重不挨餓，適時補充小零嘴

若攝取 300 至 500 大卡熱量的早餐，對上午 8、9 點才吃早餐的人來說，到中午之前應該都是足夠的，但對醫院工作者而言，8 點上班，甚至開晨會的時間可能更早，那就得在早上 6 點多就把早餐吃完，如此一來，就算是 500 大卡的早餐熱量也可能不夠。不過，

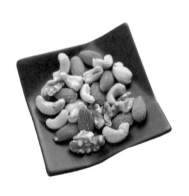

▲堅果是減重良伴，
但記得要適量！

有減重的人一定知道，胃容量的大小是可以被訓練，這 2 年多來，我已經習慣低熱量的早餐，即使只有 300 大卡熱量的攝取，也可以撐一個上午。有時快接近中午時分，可能也會遇到飢餓的狀況，這時就會開始期待，想像心中的菜單，中餐讓自己飽餐一頓，也是另一種滿足的樂趣。

　　若真的餓到受不了，也會想吃點心或零食，小包裝的堅果是必備口袋名單之一，但若每次都吃同樣的食物多無趣，因此我也開始尋找其他替代的小零嘴。

　　我曾嘗試吃果乾，總認為烘乾的水果食品應該很健康、適合減肥，但後來發現果乾的熱量並不低，以芒果乾為例，一包芒果乾 100 公克約 300 大卡以上，有些在製作過程中還會加糖，而且若是果乾要吃到滿足，熱量都已超標，因此從我的零食清單中除名。後來我又尋找其他零食，比如熱量不到 50 大卡、可以補充蛋白質及鈣質的乾燥脆蝦，或是低卡蒟蒻果凍，吃起來也不會有負擔，不用擔心熱量爆表。

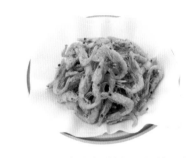

▲乾燥脆蝦富含鈣質和蛋白質，常見於我的零食清單中。

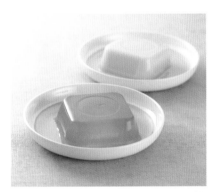

▲低卡果凍也是零食好選擇，不必擔心熱量爆表。

　　而我熱衷於找尋可替代的食品或低熱量食物，是因為不想讓減肥變得不開心，也不想讓自己餓到天荒地老，連零食都不能吃，因此會花時間去找尋可以吃的食物當存糧，這樣才能讓自己減重不挨餓，也能讓體重繼續維持不復胖。

要訣 2 》無負擔的零食清單 6 原則

經過各種嘗試後,提出幾項建議供大家參考,也可視個人情況做調整。

1 以好油脂為主,例如不調味堅果類,但不要選果乾,裡頭含有葡萄乾及蔓越莓,都有碳水化合物,堅果類每天一湯匙為主,開封後要密封或放置冰箱,否則易有油耗或變質。

2 可以蛋白質相關零食為主,豆干或脆蝦、小魚乾、脆豆等。

3 低熱量果凍、蒟蒻也不錯,小小一顆,非常適合。

4 小包裝零食為主,可解饞又能控制進食量。

5 水果取代果乾,避免攝取過高的熱量,以芒果為例,一顆中型芒果熱量約 100 大卡,一包 100 公克芒果乾約 300 大卡以上,有時還會添加糖。

6 戒甜食是減肥者重點,因此想喝飲料,就選小杯的無糖或微糖飲品,想喝奶茶就改鮮奶,不加奶精(油脂的一種),另外,為了減少熱量,添加的內容物愈少愈好。

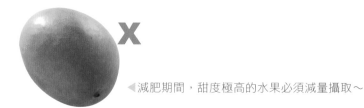

◀減肥期間,甜度極高的水果必須減量攝取～

善用調味料！加入食材！

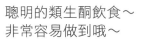

聰明的類生酮飲食～
非常容易做到哦～

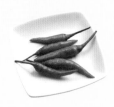 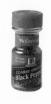

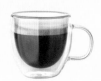

外食掌握 3 原則
照樣健康瘦！

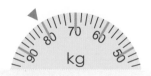

外食的時候，若是台式小吃，我選擇餐點的三大原則就是，只喝湯不點麵、一盤燙青菜、小菜吃到飽，三菜一湯一樣吃飽又滿足。而若是到異國料理等餐廳用餐，選擇餐點的標準則以充分的蛋白質及低碳水化合物為主。

只喝湯不點麵、一盤燙青菜、小菜吃到飽

一天之中我只有早餐是在家吃，其他時間都是外食，那外食到底怎麼減肥，這些又油又膩的食物怎麼選呢？選擇餐點時，我不會為難店家，看店家有什麼就點什麼，不會特意請老闆煮什麼「特製菜單」。另外，**外食的時候，我的點餐三大原則就是**，只喝湯不點麵、一盤燙青菜、小菜吃到飽，三菜一湯一樣吃飽又滿足。

根據自己的喜好搭配，外食也能避開澱粉

　　我的生活圈附近，最多就是中式小吃攤，像是切仔麵、牛肉麵、水餃等，全都是精緻澱粉的食物，以前為了「吃飽」一定點大碗牛肉麵，有時還加麵，然後把湯全喝光，吃完滿足，但到下午就變得很累，體力也沒有變好。沒有澱粉的主食該怎麼點呢？

　　如前所述，我的外食三大原則是只喝湯不點麵、一盤燙青菜、小菜吃到飽，例如，牛肉麵就只點牛肉湯，不加麵，這種特殊點法可以行遍全台各地的小吃店，如果是切仔麵店，就看有什麼含蛋白質的湯，像是粉腸湯、肝連湯、豬肝湯，蘿蔔貢丸湯，這樣光喝湯就可以感到飽足，湯也就成了一餐中的主食。

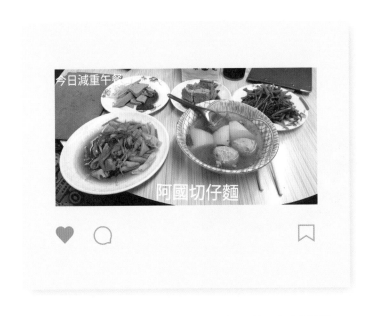

午餐豐盛，但沒有澱粉，
外食也適用我的類生酮飲食法～

　　還有滿街的水餃、煎餃店，愛吃餃子的人一定是又愛又恨，很多人以為餃子的澱粉就只有外皮而已，但實際上它的整體熱量相當驚人，10 顆水餃熱量大概就 500、600 大卡了，再配一碗勾芡的酸辣湯，簡單的兩樣食物加總熱量都有 800 大卡以上。想減肥又愛吃水餃的人，記得水餃顆數減半，換掉勾芡的酸辣湯、玉米濃湯，若有青菜蛋花湯是最好的，但這些品項在連鎖大型的水餃、煎餃店可能沒有，因此，**店家食物多樣性可是減肥者需要注意的**，這也是我偏愛小吃店的原因。

　　另外，小吃店有豐富的滷味也是我常光顧的原因，像滷蛋、海帶、豬頭皮及豆干、油豆腐等植物性蛋白，就是我的必選小菜。尤其植物性蛋白熱量低，含不飽和脂肪酸，能增加膳食纖維具飽足感，還能降低發炎反應，是外食的好夥伴。

　　小吃店還有個特色，都備很多特製醬汁，通常老闆在小菜上淋醬汁我不會拒絕，若事先知道店家會淋很多醬汁，則告知減少用量。用餐時間店家常忙翻天，一堆人排隊點餐又要跟老闆說什麼要加什麼不加，總覺得耽誤別人，

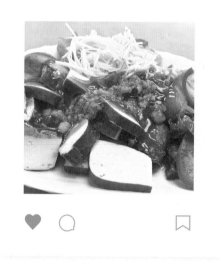

小吃店的小菜，可補充植物性蛋白質，但沾醬要有所選擇。

因此，我都照吃無誤，因為我的減肥以吃得愉快、不自虐為目標，好吃、心情快樂最重要。但有個習慣我就真的改掉了，就是不再使用店家提供的辣油、辣醬。開始重視好油的品質後，因為不確定店家辣油使用的種類及來源，因此只好忍痛放棄添加，除非標示非常清楚，我才會選擇適量添加食用。

毛豆是減肥推薦聖品！

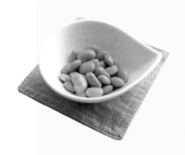

　　在豆類的選擇，毛豆容易飽足，又是高蛋白質食物，算是非常好的選擇，依食品藥物管理署食品營養資料庫的分析，100 公克冷凍熟毛豆，熱量 121 大卡、蛋白質 12.5 公克，膳食纖維 6.5 公克、β - 胡蘿蔔素 142ug。

　　毛豆屬於新鮮食品，在料理上相對方便，近年有新陳代謝專科醫師會推薦糖尿病人，將米飯改成毛豆飯，就是一半米飯一半毛豆，原因就在於營養價值高，又是植物性蛋白，外觀青綠色能引人食慾，當成主食或配菜都是很適合的。

　　相較於毛豆，黃豆則是毛豆熟成脫水後的成品，100 公克約 359 大卡、蛋白質 35.6 公克，膳食纖維 14.5 公克，β - 胡蘿蔔素 5ug。毛豆雖然在蛋白質及膳食纖維的含量比黃豆少，但熱量低非常低，β - 胡蘿蔔素高出黃豆許多。因此，毛豆是很好的減肥聖品，同時，攝取植物性蛋白，還可預防脂肪代謝異常、膽固醇過高，對瘦身者而言，更是健康的好選擇。

從各式小吃到異國料理的蔬菜選擇

》台式小吃　燙青菜、滷白菜或杏鮑菇

　　燙青菜也是外食必點項目，小吃攤的青菜幾乎就是地瓜葉、大陸妹，有些會有滷白菜或滷杏鮑菇，由於青菜的功能是補充維生素及維持腸蠕動，因此，我有時也會視當天的攝取量，額外補充維他命營養品。

　　另外，在中式小吃攤裡，還有一種就是我特愛的麻辣臭豆腐，尤其豆腐是減肥的好夥伴，但整鍋麻辣臭豆腐鈉含量偏高，以前都會整鍋連湯一起喝完，但減肥後，吃的次數就減少許多，偶爾還是會光顧，但現在我選擇不喝湯，可以減少熱量，心靈上又能得到慰藉。

》異國料理　充分的蛋白質及低碳水化合物

　　除了小吃店，偶爾也會選擇到餐廳用餐，一來讓自己放鬆心情，二來慰藉工作上的辛苦及艱困的減肥期。在台灣餐廳的選擇非常多，各國料理都有，但無論哪國料理，選擇食物的標準都一致，就是充分的蛋白質及低碳水化合物。因此減肥者最佳首選，當然是一盤大沙拉，大量的蔬菜搭配水煮蛋，或鮭魚、雞肉，都相當適合。

另外，泰式料理有很多的涼拌青菜或蒸煮類海鮮，也非常適合減肥者，光一盤涼拌青木瓜沙拉搭配牛肉或豬肉，及一杯泰式奶茶，就能飽食一頓，滿足又開心。

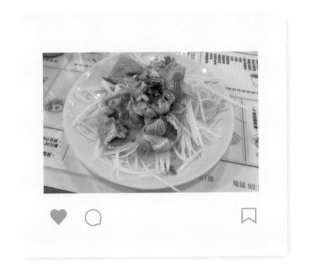

減肥者也能享用異國料理，
泰式涼拌青木瓜豬肉，
好吃又有飽足感～

至於日式料理，我也有一套點餐方式。比如我曾到日式廣島燒餐廳用餐，但廣島燒的作法是將麵糊置於鐵板上抹成薄圓片狀，疊上豆芽菜、高麗菜絲和肉片等食材，反覆煎熟後，再放上炒麵和煎蛋，翻面後加上醬汁和海苔粉，但整道美食很多澱粉類食材，因此採取低碳飲食、類生酮減肥法的我，就只點了烤和牛、大腸、味噌湯及茶碗蒸，再加煮物一份，完全沒點招牌的廣島燒。

這樣的點餐法連店員都覺得訝異，「怎麼我們家的招牌你都不點呢？」對於執行類生酮減肥法的我，這樣吃除了可以攝取充分的蛋白質及蔬菜，還可在餐廳裡一邊感受愉快聚會的氛圍，一邊享用我能安心吃下肚的美食。

》速食、自助餐與超商　炸物偶爾吃、便利商店選項多

有時候會很想吃些美式西餐或速食,「炸物,到底該不該吃?」其實還是可以吃,畢竟減肥期間很辛苦,為了讓自己開心一下,保持愉快的心情持續減肥,偶爾讓自己有解放的一餐,也可以轉換心情。我偶爾也會如此,薯條、炸雞、可樂全都來一份,吃完真的挺高興的,不過炸物的熱量已經不低,不宜再搭配食用店家附贈的番茄醬、辣醬。

另外,很多營養師或專家會推薦想減肥的外食族,可以選擇自助餐或便利商店的熟食。自助餐優點是很方便,食材又多而且可以控制食物的量,但相對的熱量不好計算,我一個月大概會有二至三次的機會選擇自助餐。

至於便利商店適合減肥的品項越來越多,優質蛋白質有鮪魚罐頭、舒肥雞胸肉、無糖豆漿、無糖優格、茶葉蛋等,另外地瓜及水煮玉米可以當主食,真空包玉米筍及關東煮的杏鮑菇、高麗菜捲都是青菜的來源。在便利商店的食品中,我比較常選擇舒肥雞胸肉,回家後再加點油一起食用。

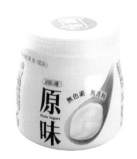

外食族青菜不夠怎麼補充？

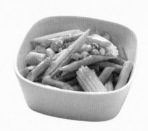

1　假日採購一些根莖類青菜，如花椰菜、玉米筍、四季豆等，汆燙後放保鮮盒，平日下班回家可隨時取出享用，若覺得沒味道，加點鹽巴或胡椒調味即可，若不吃冷食，可微波加熱。

2　小黃瓜、大番茄也是增加青菜量的好幫手，清洗乾淨後，就可直接享用。

3　五穀根莖類也是增加纖維質的好方法，可以蒸一大鍋玉米、地瓜、南瓜等，取代米飯當主食，不過減肥時需控制量的攝取。

4　杏鮑菇、香菇、櫛瓜等切片，調味後放入烤箱或氣炸鍋烹調，就可輕鬆享用。

5　若想讓食材有點變化，可以嘗試零失敗簡單自製沙拉。

動手做做～零失敗簡單自製沙拉

cooking

材料：水煮蛋、煮熟的花椰菜或玉米筍、堅果、番茄等

醬汁：橄欖油、紅酒醋

作法：① 將所有材料倒入大碗中。

　　　② 倒一些橄欖油及少許紅酒醋。

　　　③ 將食材及醬汁拌勻即可。

提醒：若想當主食吃，可加入蒸熟的五穀雜糧或酪梨，不過，因為酪梨油脂成分高，就無需再加堅果，醬汁使用可以減少，僅調味即可。

減脂不減肌又顧腦，瘦得健康不顯老

　　減肥裡子面子都要顧。我減肥的目的是為了健康。要維持健康，精神百倍、頭腦清楚當然是很重要的事，健腦的第一要件除了有好的睡眠外，飲食也是很重要的因素，其中油脂就是關鍵之一，吃好油顧腦，才能頭好壯壯，此外，還要多攝取富含膠原蛋白及omega-3 的食品。

　　由於大腦是身體脂肪比例最多的器官之一，細胞間的傳遞需要靠油脂來穩定，因此攝取好的油脂可以穩定腦神經系統，也是預防記憶相關疾病的關鍵。很多研究已證實 omega-3 就是有助於大腦神經元所需的食材，可以降低大腦及精神健康的風險，也能改善認知功能，包括失智症及憂鬱症的發生。

　　在臨床上，憂鬱症的治療會加強神經系統的穩定，而 omega-3 就能輔助患者穩定神經；而酒癮者更是需要，由於酒癮者都是長年飲酒者，會造成酒精性腦損傷，外界有時會形容酒癮者喝到「酒空」，就是酒精已傷及腦細胞。在酒癮者的治療上，會給予維他命B 群及補充魚類，就是希望能減少腦神經的損傷。另外，根據一些過去經驗發現，早年一起考取醫師執照的同學中，有些人因為自身選擇，想要快速瘦身，而快速減重首要就是減少油脂攝取，再來就是少吃肉，降低蛋白質攝取。其中減少油脂攝取、熱量消耗最快，但連帶的大腦也受影響，包括注意力及判斷力都變差。

由此而知，**在健康減肥的大前提下，把腦袋顧好不傷腦，是最優先的原則**，減肥菜單裡就常看到水煮鮪魚罐頭、鮭魚排、鯖魚等，而外食若可以點魚，就會是我的首選。**減脂不減肌，則是我健康減肥的第二個原則**。因此，外食的時候，重點是蛋白質，每一餐都吃得相當「澎湃」，才不會因為飲食清淡，而導致減肥也減去肌肉，皮膚失去彈性。

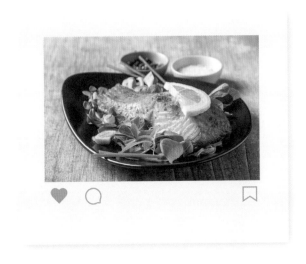

外食若有魚類料理就是我的首選～

小吃攤的必點項目常見到豬皮或豬頭皮等小菜，因為有膠原蛋白，我常常會多點些這類小菜，來補充膠原蛋白，才不至於減肥完就顯得老態。膠原蛋白就是蛋白質的一種，只存在於動物性來源，像是雞皮、魚皮、豬皮等，當吃下豬皮、進入消化系統，經過酵素

分解後才能重新合成膠原蛋白。不過這些食物的熱量都不低，50克豬皮大約是一個手掌大小，熱量約242大卡，幾乎快等同於一碗白飯的熱量（280大卡），因此，在減肥進行總熱量控制期間，進食前仍需分配好食物攝取量，我大概一週只會吃二次，免得熱量過多。

每天攝取 30 至 40 公克好油，護腦顧心臟血管

試了十多年都沒有成功的減肥方式，從不斷挫折中找到一種健康可行的減肥方法後，當然就想要讓它成為一種生活型態，因為減肥是一時，但持續可行的飲食方式，才能終生受用，而「好油」成了現今飲食中非常重要的元素。

對於油的選擇，主要就是多樣化、產地安全、價格不貴，而且一定要是初榨油脂。我對品牌沒有忠誠度，大多都是在購物台選購，其中很多是小農或業者自行前往國外與產地購買。我比較常選擇小品牌油種，因為來源較單一，在產品介紹上會更清楚知道原料從哪裡來。另外，購買產品一定要確認有清楚標示產地及檢驗合格，畢竟吃得安全是最重要的防線。

目前家裡有十多種油輪流使用，大小罐都有，有橄欖油、沙棘油、亞麻仁油、苦茶油、酪梨油、南瓜籽油、印加果油、紫蘇油等等，加上鱗蝦油膠囊；這些油用完了，就換品牌、換不同廠家的油種，原因在於產地不同、來源不同，營養素也不相同。

選擇油脂除了多樣化之外，若將油放置冰箱會結塊的，我就不會使用，這讓我想到豬油及椰子油等飽和脂肪酸，放在室溫下就結凍的情形是一樣的，而自己的外食中有很多機會可能會吃到像豬油之類的飽和脂肪酸，因此家裡常備油就儘量不選會凝固的油脂。

大家都知道好油經過烹調會變質，這些油脂最常使用的方式是淋在食物上，偶爾將油噴在食物上用氣炸方式處理，若沒時間料理，就直接用喝的，才能攝取油脂最好的營養素，無論是加在食物上或直接飲用，我至今仍維持每天使用或攝取約 30 ～ 40 公克的好油。

常有人問這麼多油，每種油直接喝都好喝嗎？答案當然不是。
經過兩年多的個人試驗，若要用喝的，首推橄欖油，橄欖油會有一種辛辣嗆味，也是國人較熟悉的味道；其次是亞麻仁油，有些苦味及奶油味，印加果油則有青草味，至於沙棘油味道不佳就以膠囊取代。

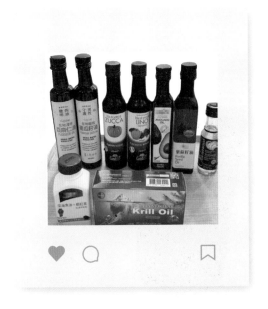

家中常備多種小罐油品，
如酪梨油、紫蘇油、南極鱗蝦油
等輪流食用。

095

　　若是烹調調味，則可看食物的屬性選擇油脂，像生菜沙拉就能使用橄欖油，溫熱蔬菜適合用有植物界奶油之稱的酪梨油，南瓜濃湯就能加點南瓜籽油，中式料理就以苦茶油為主。

　　在我的食用油清單中，反倒沒有出現大家常用的麻油及花生油，原因在於麻油太燥熱，吃了麻油料理會生火、嘴破；花生油則因花生原料保存不易，若原料儲存不當容易產生黃麴毒素，因此，就不會出現在我家中的廚房。為了讓自己吃到好油，不只在家中放上好幾瓶油，也會帶一些到醫院，有需要就喝一點。

　　不過，話說回來，油脂還是熱量偏高的營養素，即使是好油，在總量的攝取上仍需限制。由於油脂熱量極高，1 公克 9 大卡，每天 40 公克約 360 大卡，為了控制整體熱量，還買了量杯式的湯匙，讓自己可以掌控油脂攝取量，而因為常外食，若外帶食物，自己就會再加點好的油脂。

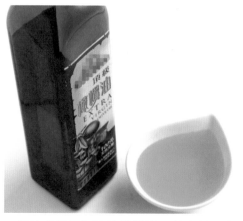
▲喝油首選初壓冷榨橄欖油，其次是亞麻仁油、印加果油等。

　　油脂對身體產生的變化，一直都有很多研究，國民健康署指出，總熱量中以多元不飽和脂肪酸取代 5% 飽和脂肪酸的熱量，可減少約 11.5% 冠心病的機率，因此多建議民眾選

擇植物性油脂，例如大豆油、葵花籽油、芥花籽油、玉米油、橄欖油、葡萄籽油、胡麻油等。另外，堅果種子類所含的油脂，富含單元不飽和脂肪酸、鈣、鉀、鎂、維生素 E 等營養素，每日建議攝取約 1 湯匙量（大約杏仁果 5 粒、花生 10 粒、腰果 5 粒）。

而營養專家對於 Omega-6 及 Omega-3 有更進一步的分析，台灣的飲食料理上多使用 Omega-6 含量多的油脂，包括葵花油、芝麻油、玉米油等；而含有 Omega-9 的橄欖油及 Omega-3 的亞麻仁油、核桃油、魚油都偏少，這種油脂攝取比例失衡的狀況，很容易造成身體發炎。

另外，有研究顯示，體內 DHA（魚類脂肪）濃度最高的人，罹患失智症的風險降低了 47%，而每週只要吃 1 次魚，就能降低罹患失智症和阿茲海默氏症的風險。

為了攝取好油，我也上網找了不少資料研究，魚油除了可抗發炎，還可降低心血管疾病的風險。魚油因含有 Omega-3 脂肪酸，主要成分為 EPA 及 DHA，其中 EPA 有助於抗發炎，預防動脈硬化及減少血小板粘性；而 DHA 可緩解腦部膠狀細胞過度增生導致纖維化，降低認知功能退化。不過，要提醒一下，凝血功能不佳者，或要進行手術、拔牙等，得在一週前停止魚油使用。

　　2018 年開始補充南極鱗蝦油 3 個月後，進行身體檢查的我，原本擔心可能有動脈粥狀硬化的狀況，卻在心臟血管的檢查上順利過關，更加深我對好油的堅持。不好的油會讓身體處在發炎的狀況，而自己在改變飲食，多吃好油後，也覺得自己身體的「火」好像降溫了，以前年輕時火氣大，大概每個月都會嘴角破或是鵝口瘡，就是中醫俗稱的火氣大，但現在整體的體溫微降，也不再時常發生嘴角破等火氣大的情形。

 好油可以這樣用！

1　橄欖油、亞麻仁油、印加果油可選擇直接喝。

2　烹調或調味看食物屬性做選擇，生菜沙拉加橄欖油，溫熱蔬菜使用酪梨油調味，南瓜濃湯加點南瓜籽油，中式料理則可以苦茶油調味。

3　選擇富含多元不飽和脂肪酸的大豆油、葵花籽油、芥花籽油、玉米油、橄欖油、葡萄籽油、胡麻油、紫蘇油等植物性油脂。

4　堅果種子類所含油脂，富含單元不飽和脂肪酸、鈣、鉀、鎂、維生素 E 等，建議每日攝取約 1 湯匙量。

5　魚油含有 Omega-3 脂肪酸，主要成分為 EPA 及 DHA，有助於抗發炎、預防動脈硬化及減少血小板粘性、降低認知功能退化。

特調亞麻仁油防彈咖啡，更美味又無負擔

　　在我自己的類生酮飲食法裡，雖然不喝加椰子油的防彈咖啡，但我有時會在早上自製一杯防彈咖啡，只是將油換成了亞麻仁油，這種防彈咖啡成品比加椰子油好喝很多，特別是用冰的黑咖啡來製作，味道更好。至於咖啡的選擇，品牌、豆子又或者是濾掛式咖啡，則是來者不拒，各種咖啡及沖泡方式都嘗試過。

　　其實我會換成亞麻仁油的契機是因為在減肥過程中，我一直讓自己的食材多樣化，變換花樣保持新鮮度。在還未發生 COVID-19 疫情時，我幾乎每個月都要搭機出國開會，在飛機上除了看電影外，很多時候會看機上購物刊物，畢竟自己沒有太多時間逛街，所用的日常用品就是網購而來。

　　有次看到亞麻仁油在特價，而亞麻仁油又是植物中 Omega-3 脂肪酸成分含量最多的，於是就買了一組回家試用，在黑咖啡裡加入亞麻仁油，若放進果汁機打在一起就成了拿鐵，做成自家口味的防彈咖啡。不過現在已有業者出防彈咖啡包，偶爾不想那麼麻煩自打一杯亞麻仁油的防彈咖啡，就會買現成的防彈咖啡來喝。

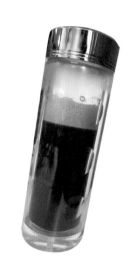

▲自製亞麻仁油防彈咖啡。

另外，我看診時，習慣不吃東西但會喝咖啡，減肥前就是只喝熱拿鐵，因為要看一整天的診，喝點甜飲料確實讓人很開心，很紓壓，而且因為熱拿鐵冷掉不好喝，我都會在半小時內快快喝完才能滿足。另外，我買拿鐵咖啡，跟很多人一樣，偶爾看著菜單也會不小心點香草拿鐵或焦糖拿鐵來慰勞自己。自從減肥後我就改喝美式咖啡，不再碰拿鐵了，而且無論夏天還是冬天，一律都是冰美式，原因是兩者的熱量可以差距 200 大卡，尤其冰咖啡入口後，胃會縮小不會那麼飢餓，尤其在冬天的時候，可維持 1 個小時只喝一小口冰美式。

由於太冰讓人失去想喝的慾望，一杯冰美式可以喝上大半天，有時看診 4 小時內一杯都喝不完。而且美式咖啡熱量極低，血糖比較穩定，不會像拿鐵一樣半小時喝完，血糖上下起伏，反而引起更大的食慾，更想吃東西。會有這樣的體會都是我多年的經驗而來，愛喝咖啡又想維持體重的民眾可以試試。

補充高純度無糖、苦甜黑巧克力也有益健康

偶爾我也會想嚐嚐巧克力，實際上，巧克力是不錯的食物，很多人吃完甜食都有愉悅的感覺，巧克力也有相同的功能。熱量極高的巧克力，也是減肥時的邪惡食物之一，不過，若能選擇 75%～80% 的無糖黑巧克力，或許罪惡感就沒那麼重了。

黑巧克力的可可成分較高，對心臟有利，可可中含有黃酮類化合物（flavonoids），是一種植物性化學成分，扮演抗氧化劑的角色，包括維持低血壓、改善血管內皮細胞功能、減少血栓發生機會、能防止低密度膽固醇氧化及脂肪氧化，抑制血小板凝集，增加血液流動，這就是可以保護心血管健康的理由。

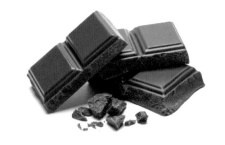

▲想吃巧克力就選苦甜黑巧克力。

由於黃酮類化合物也是很強的抗氧化物，同樣被認可與抵抗或延緩腫瘤形成有關。市面上的巧克力多為可可液塊、可可脂、糖及牛奶混合製成。選擇顏色越深的巧克力，其可可比例越高，砂糖的比例相對就較低，對健康影響就越正面。因此，想吃巧克力就以苦甜黑巧克力為主，偶爾淺嚐，讓減肥也有快樂的時光。

必備多種保健食品顧好身體，比將來生病吃藥好

多年臨床工作心得，讓自己深刻有感，如果不好好保養身體，將來就是生病、吃藥等，與其未來可能花大筆醫藥費，不如把這些錢拿來投資自己的健康，因此家中不只備有十多種油輪流食用，以飲食補充維生素 C，也會慎選保健食品來補充，除了必備綜合維他命及 B 群外，維生素 D、葉黃素、薑黃素、酵素、益生菌等也是較常吃的保健食品。

》薑黃素

選擇理由	**為超強抗氧化劑,可預防失智,顧腸胃道**
如何選擇	

1　來源產地要清楚,不買散裝或在路邊市場購買。

2　需有產品農藥重金屬檢測報告,確保產品安全。

3　若買粉劑以偏橘紅的秋鬱金為主,薑黃素含量比較高。

4　膠囊的成份劑量會高於粉劑,可視自己需求選擇購買。

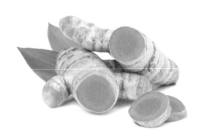

早在 2009 年,我就開始服用薑黃素,當時外界對薑黃素的認知還不甚了解,但學界已開始進行很多研究,當年我正在陽明大學生物醫學影像暨放射科學系唸博士班,有幾位學弟妹在進行薑黃素對癌細胞的小鼠試驗,因而得知薑黃素是很強的抗氧化劑後,就開始注意到薑黃素的保健功效。

2010 年後相關研究就陸續發表,最為轟動就是「吃咖哩防失智」,由於印度是全球阿茲海默症發生率最低的國家,科學家們就開始研究,加州大學洛杉磯分校發現是因咖哩中的薑黃素可以抑制 β-類澱粉蛋白沈澱,因此能防失智症。

美國杜克大學的相關研究，更建議每週吃二到三次咖哩可防失智症；德國尤利希的神經學與醫學研究所實驗室更進一步發現，咖哩中的香料薑黃可以讓小鼠的神經幹細胞提升增生速度約八成、修補腦部損傷，未來可做為治療神經退化性疾病的藥物。

近年來，全球對薑黃素的研究方興未艾，多達數千篇論文研究，從癌症、心血管疾病、失智症、糖尿病、消化性潰炎及克隆氏症、大腸激躁症、關節炎等疾病皆有相關研究。

薑黃因含有百餘種成分，除了薑黃素（Curcumin）外，還含有鈣、鉀、鎂、硒、維他命 C、E。印度傳統醫學或中國、古希臘，都將它當成生藥的一種。

但民眾在食用時也必須了解，薑黃素不易溶於水，會造成人體吸收率差，且它代謝也極快，因此不太能留在體內。薑黃素較易溶於有機溶劑或油脂，因此，在烹煮咖哩時加入薑黃粉是最好的方式。另外，薑黃粉也可以放到豆漿內也比較好吸收。

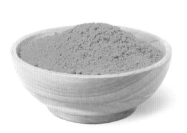
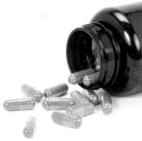

》 益生菌

選擇理由	**提供好菌讓腸胃道更健康，鞏固第二大腦**
如何選擇	

1　益生菌產品很多，目的為改善腸胃道或過敏現象，確認需求再購買。

2　益生菌一段時間就沒有效果，需 2 至 3 個月換一次。

3　可先買一小罐試試，沒有效果就換不同品牌。

在必吃的保健食品中，特別在意腸道的健康，總認為「有進有出」是最健康的方式，包括酵素、纖維素及益生菌等。人體神經細胞最多、最複雜的是大腦，腸神經系統擁有一億個神經細胞，是身體中擁有第二多神經細胞的器官，因此腸胃道又被認為「第二大腦」。腸道內有腸內菌叢，而且每個人的腸道菌叢種類、數量都不同，要維持身體健康就得讓菌叢保持平衡。

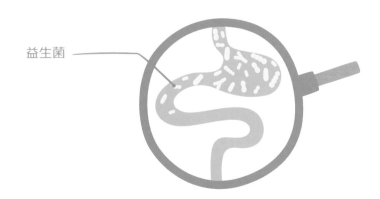

益生菌

目前台灣健康食品與益生菌相關的功效，大致分三類，一為輔助調整過敏體質、免疫調整，二是腸功能改善，三是能通過胃酸及膽酸考驗，有助於增加腸內益生菌，降低胃幽門螺旋桿菌之數量。包括膠囊、粉劑、優酪乳等。

由於益生菌種類非常多，我的選擇是越單純越好，常服用的大概只有三到四種益生菌。但在補充益生菌的同時，也要提供食物給益生菌，這就稱之為「益生質」也就是膳食纖維，五穀雜糧、蔬菜水果。固定吃 3 個月以上，讓菌叢能有生長的時間，若吃 3 個月後沒有特別改善，就可以換不同種的益生菌來吃，找出自己最適合、最有效的益生菌菌種。

▲ 喝優酪乳補充益生菌 CP 值高，但注意糖分及熱量的攝取。

》酵素及纖維素

選擇理由	有助於消化吸收及順腸排便
如何選擇	

1　可多嘗試不同產品，再選擇適合自己的三或四種輪流吃。

2　仍以有品牌的產品為主，或能提供相關檢驗證明的產品。

酵素就是「酶」，簡單的說就是分解、消化食物，我們每天吃進去很多食物，包括蛋白質、澱粉及油脂，在消化的過程中，就需要不同的酵素來幫忙將大分子分解成小分子，會讓吃下去的食物可以快速分解。

至於纖維素是從減肥開始後才認真吃，由於外食機會多，若擔心蔬菜量不夠，就吃些纖維素，多少可以補充身體所需纖維素。

這些產品都有助於消化吸收及順腸排便的作用，可以讓肚子消的比較快，但每個產品都有它的優缺點，吃久了都會降低耐受性，因此，我會多方嘗試各種品牌，最後圈選出自己認為有效果的三、四種品牌輪流吃。除了保持保健食品的新鮮度外，還可以避免食安問題踩到地雷。

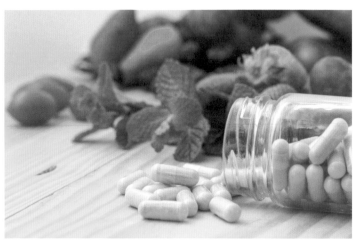

▲外食機會多，可以吃些纖維素補充身體所需。

》 維生素 D

　　根據多項研究，大家都知道，維生素 D 可以促進骨骼、牙齒健
康，預防骨質流失，同時也對於免疫系統、大腦與神經系統有益，
另外也有協助維持肺功能與心血管健康。近來由於 COVID-19 疫情
影響，適當補充維生素 D，也可以提高防疫力，對抗病毒。

　　維生素 D 除了多曬太陽，多從鮭魚等魚類、黑木耳、蛋、香菇
等食物攝取之外，也可以多補充維生素 D 補充品。

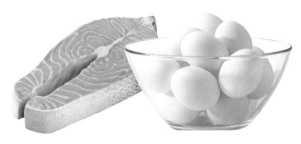

▲多吃鮭魚、蛋、香菇等，
　也可以補充維生素 D。

》葉黃素

選擇理由
如何選擇 **改善或預防眼部疾病,還能抗氧化**

1　選擇葉黃素:玉米黃素 =10:2 的黃金比例。
2　建議優先選擇吸收率較佳的游離型葉黃素。
3　對 3C 族來說,建議選擇配方富含花青素如山桑子、
　　藍莓等的葉黃素。

　　隨著 3C 產品普及,現代人常用眼過度,長時間使用平板、電腦,容易伴隨眼睛痠澀、視力模糊,甚至黃斑部病變等不適症狀。想要維持眼睛晶亮有神,除了適當地讓眼睛休息、均衡飲食外,現代人也會選擇透過補充葉黃素,讓眼睛明亮舒適。

　　人體無法自行製造葉黃素,必須由飲食中攝取。當無法從食物獲取足夠葉黃素時,則可選擇葉黃素保健食品來補充。一般普遍認為游離型葉黃素吸收率較佳。

　　此外,衛生福利部建議補充葉黃素每日不應超過 30 mg(毫克),也有研究指出,健康成人每日攝取 6 mg(毫克)葉黃素,有助減緩黃斑部退化的風險,因此,葉黃素多吃無益,適量攝取即可。

補充保健食品！

可以視自己需求
選擇自己需要的保健食品

我的類生酮創意菜單

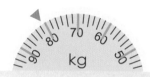

為了控制體重，有些減肥方式或減肥餐對經常外食的我而言，實在太難執行，因此，我稍微調整飲食內容，自創「類生酮飲食法」，大家也可以根據自己的喜好，做出屬於自己的美味食譜喔！

　　由於工作關係，一天中大概只有早餐會在家裡吃，午、晚餐外食機會大，較難控制，因此，會盡量將該吃的食物或營養素擺在早餐，例如好的油脂等，而且因油脂熱量高，1公克9大卡，一早吃的好處是除了提供熱量來源外，還能因大量活動快速消耗掉。

工欲善其事，必先利其器，三大鍋具必備

　　雖然一天只有早餐會自己做，但想要趕在上班前15分鐘，就煮好一頓早餐，好的鍋具非常重要。自己料理的方式很簡單，有三種就

是水煮、隔水加熱、氣炸等三種方式，而為了常見的三種料理方式，也研究了一下，最常用的就是氣炸鍋，大概使用了一年深得我心。

》氣炸鍋

氣炸鍋號稱可以濾掉食物 8 成的油脂，減肥者最在意就是油脂的攝取，雖然使用好油，但油的熱量是很高的，因此，每天要吃進多少油是需要計算的，若能不用油就讓食物好吃，就是最美妙的事，而氣炸鍋就有這種本事。

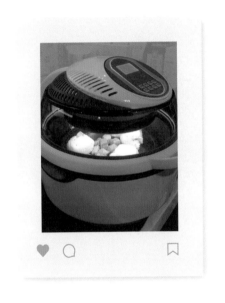

氣炸鍋可以濾掉油脂，
除了控油還能讓食物美味。

我會拿氣炸鍋來處理想吃但又不是那麼健康的食物，例如香腸，就會先將香腸蒸熟後，將氣炸鍋轉至 180 度，氣炸 5 分鐘後取出，氣炸的目的只是讓油去掉並且有酥脆的感覺。而蔬菜也很適合，外食中要吃足夠的青菜是不夠的，因此，就會想著利用簡單的氣炸鍋可以做什麼蔬菜料理，曾經將猴頭菇蒸熟後，噴一點苦茶油，氣炸 5 分鐘也能讓猴頭菇變得酥脆好吃。

菇類是最適合氣炸的，除了猴頭菇外，杏鮑菇、新鮮香菇也很適合，而蔬菜部份四季豆、花椰菜、玉米筍、青椒都行，只要適合烤的蔬菜，在氣炸鍋噴點油都很適合氣炸。

氣炸鍋料理能做出方便又美味的料理，推薦給沒時間下廚的減肥者。不過，氣炸仍屬於炸物，雖然油脂已降低很多，但還是屬於躁熱食物，吃多了容易上火，還是需視個人體質做調整。

》深的鍋子

除了氣炸鍋是料理的好工具，備有一款深的鍋子，就是市售的深型大滷桶（或滷鍋），深度 26 公分至 32 公分，有商用、有家用，大家可以依個人需求選擇，很多網路賣場都有賣，非常方便，因為減肥者水煮的機會大，或隔水加熱料理包也需要深鍋，深鍋還能當成蒸鍋非常方便。

為何得要是深鍋而不是一般的鍋子呢？因為兩者的最大差別就在鍋子的長度深淺，一般鍋子深度大概就在 10 到 15 公分之間，深鍋通常都 26 公分以上，這在烹煮食物時就會產生物理上的變化。

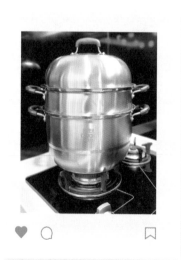

我曾經用過一般鍋子水煮食物，發現因為對熱流不足，食物不那麼好吃，後來買了一款深鍋後，蒸煮食物果然好吃，像我喜歡吃香腸，但減肥者又不能吃太多，用氣炸鍋處理香腸有酥脆外皮，但也屬炸物一種，容易

水煮是減肥者常使用的烹煮方式，
深型滷鍋是適合又方便的工具～

上火，因此若想變換口味簡單吃的時候，就用深鍋蒸一下，會比水煮好吃很多。另外，深鍋也是滷鍋，想滷蛋、豆干等蛋白質食物時也非常好用，由於鍋子深度夠，為了蒸好的食物不會那麼快冷掉，深鍋內我還會放一塊多功能解凍加熱板，可以維持食物的溫度，若臨時有事無法立刻吃，過了 30 分鐘後食物仍是溫熱的。

》多功能電子鍋

至於有人會問為何不使用大同電鍋呢？因為早餐料理時間很短，大同電鍋用來蒸食物有一定的時間，不符合需求；雖然不沾鍋也是很多人家中必備的鍋具之一，剛開始減肥時，確實會用不沾鍋的平底鍋來煎蛋，但後來已越來越少用油煎煮食物，不沾鍋也就跟著納涼了。

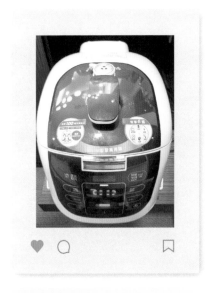

多功能電子鍋能煮飯、煮湯，是減肥神隊友！

雖然家中沒有大同電鍋，但有台多功能電子鍋，這跟深鍋的作用有區別，深鍋通常用來蒸食物或隔水加熱料理包，但多功能電子鍋則用來煮飯、煮湯、水煮蛋，不用顧鍋一鍵完成，都是減肥神隊友。

113

高蛋白活力創意早餐自己做

　　早餐主要就是攝取好油脂及優質蛋白質，並控制熱量，每天早晨，我會根據幾項餐點原則隨意搭配，再加上一杯美式或防彈咖啡，大家也可以依照自己喜好，加以變化，製作自己的創意早餐。

活力早餐 Breakfast 餐點原則

1　熱量控制在 300 大卡～ 400 大卡間。
2　能快速完成，製作時間在 10 ～ 15 分鐘搞定
3　好油攝取，約 10c.c. 左右，可加入餐點內或單獨喝。
4　油脂也可以由一湯匙的堅果取代。
5　食材能方便取得，如鮪魚罐頭、水煮蛋（懶得煮可買茶葉蛋）、香蕉……等。

活力早餐

Recipe

01 ｜鮪魚堅果便利餐

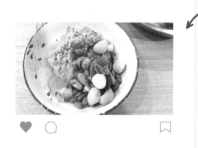

餐點內容：
綜合堅果適量
鮪魚罐頭適量
橄欖油 10 c.c.
美式咖啡 1 杯

02 ｜酸菜蒟蒻排

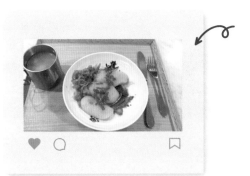

餐點內容：

蒟蒻排適量

酸菜少許

辣椒少許

橄欖油 10 c.c.

防彈咖啡 1 杯

☆除了酸菜，我有時也會改用
　剝皮辣椒、韓式泡菜、韓式
　醃蘿蔔等做搭配。

03 ｜鮪魚蛋附海帶湯

餐點內容：

鮪魚罐頭適量

水煮蛋 1 顆

酸菜少許

橄欖油 10 c.c.

沖泡韓式海帶湯

美式咖啡 1 杯

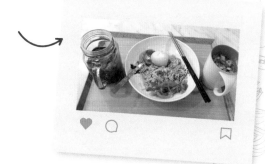

☆雖然有時也會吃日式海帶湯，但因韓式海帶湯有添加辣
　椒，可以促進代謝，因此較常搭配韓式海帶湯。

04 ｜橄欖油起司雞肉

餐點內容：

水煮蛋 2 顆

起司 1 片

舒肥雞肉

橄欖油 10 c.c.

防彈咖啡 1 杯

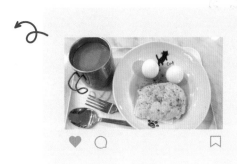

活力早餐
Recipe

05 │ 韓式酸辣湯加蛋

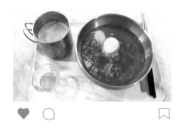

餐點內容：

韓式酸辣湯 1 份
水煮蛋 1 顆
防彈咖啡 1 杯
橄欖油 10 c.c.

☆選擇韓式酸辣湯主要因
　為內含的辣椒可以促進
　代謝。

06 │ 馬告水煮蛋

餐點內容：

水煮蛋 1 顆
馬告粉少許
橄欖油 10 c.c.
美式咖啡 1 杯

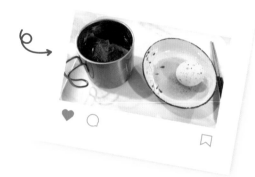

07 │ 氣炸鮭魚排

餐點內容：

鮭魚條 3 條
辣椒粉適量
美式咖啡 1 杯

☆此處份量為較小條的鮭
　魚條，鮭魚份量若是一
　般鮭魚片大小，則選擇
　一片即可。

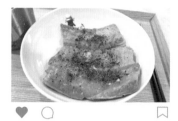

08 | 香蕉蛋蒟蒻麵

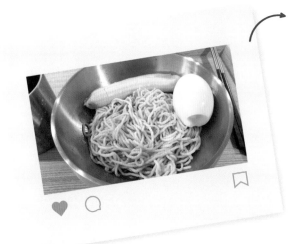

餐點內容：
蒟蒻麵適量
並淋上麵醬
水煮蛋 1 顆
香蕉 1 根
防彈咖啡 1 杯

09 | 橄欖油香蕉

餐點內容：
香蕉 1 根
淋上少許橄欖油
適量辣椒醬
美式咖排 1 杯

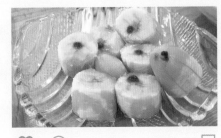

活力早餐

Recipe

10 │ 燕麥粥

餐點內容：

燕麥粥 1 碗
海帶水煮蛋湯 1 份
橄欖油 1 杯
防彈咖啡 1 杯

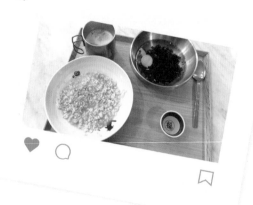

11 │ 香蕉加水煮蛋

餐點內容：

水煮蛋 1 顆
香蕉 1 根
橄欖油少許
辣椒粉少許
防彈咖啡 1 杯

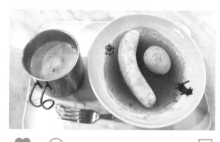

蔬菜肉類海鮮，外食無負擔的午晚餐

工作繁忙的我，中餐及晚餐主要以外食為主，餐點內容為青菜魚肉隨意餐。外食更要注意控制熱量，此外，也要留意蛋白質攝取，除了每餐必點青菜，碳水化合物也控制在一週只吃三、四餐。

以下列出幾道我常選擇的餐點，大家可以依照自己喜好，搭配餐點原則，選擇想吃又美味的餐點即可。

午晚餐 Lunch & Dinner 餐點原則

1　熱量控制在 600 大卡～ 700 大卡。

2　餐餐都有蛋白質，魚、肉、蛋、豆類製品都行。

3　一週只吃三、四餐碳水化合物。

4　點麵食不加麵只喝湯，且湯裡含有肉品。

5　每餐必點燙清菜，不加油蔥酥。

6　考量人性，餐點若搭配飲料，偶一為之不會拒絕。

7　一個月吃一次自己喜愛的餐點，如拉麵、火鍋等。

8　因為外食，以店家供應的餐點，挑選適合自己的飲食為主。

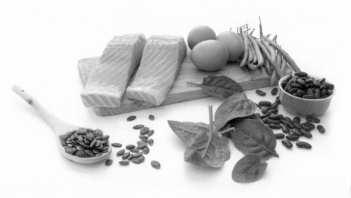

Recipe

01 | 中式套餐 A：小吃攤平民餐

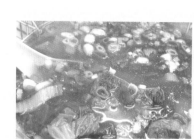 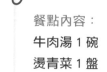

餐點內容：
牛肉湯 1 碗
燙青菜 1 盤
豬頭皮 1 盤
豆干小菜 1 盤

☆皆為 1 人份

02 | 中式套餐 B：蛋白質豪華餐

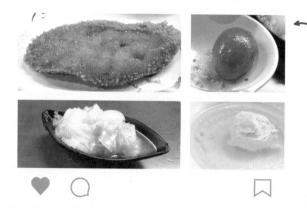

餐點內容：
炸鱈魚排 1 塊
滷蛋 1 顆
滷白菜 1 盤
魚丸湯 1 碗

☆皆為 1 人份

03 | 西式套餐 A：牛肉生菜美味餐

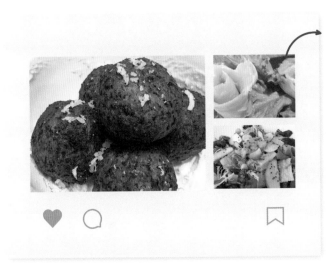

餐點內容：
牛肉丸 1 份
酪梨蔬菜沙拉 1 份
生鮭魚捲 1 份

☆皆為 1 人份
　　也可視份量分食

04 | 西式套餐 B：簡單沙拉主食餐

餐點內容：
水煮蛋藜麥沙拉 1 份
無糖奶茶 1 杯

☆皆為 1 人份

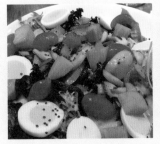

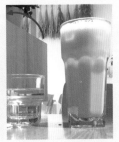

Recipe

05 ｜西式套餐 C：高蛋白增肌餐

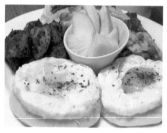
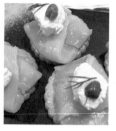

餐點內容：
雙蛋輕食沙拉 1 份
（搭配麵包）
鮭魚乳酪 1 份

☆份量為 1 人份以上時
也可視份量分食

06 ｜西式套餐 D：美味蔬食餐

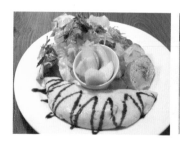
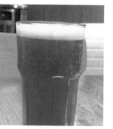

餐點內容：
蛋包蔬果沙拉 1 份
無糖紅茶 1 杯

07 | 西式套餐 E：泰式酸辣餐

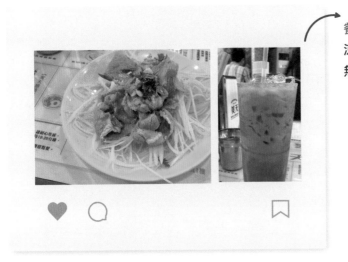

餐點內容：

涼拌豬肉青木瓜絲 1 份

無糖泰式奶茶 1 杯

外帶回家一樣美味～

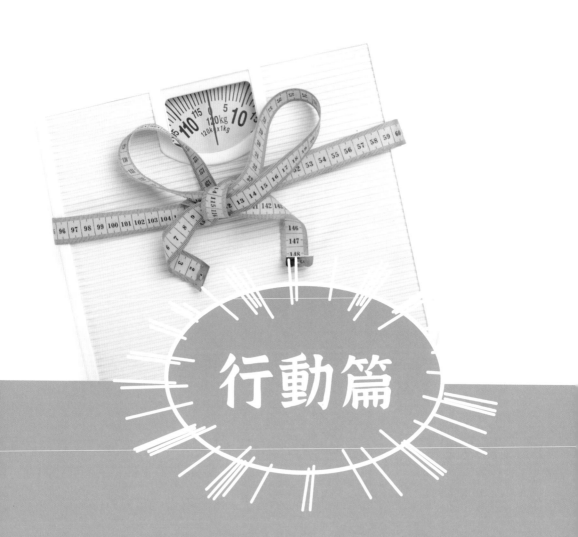

行動篇

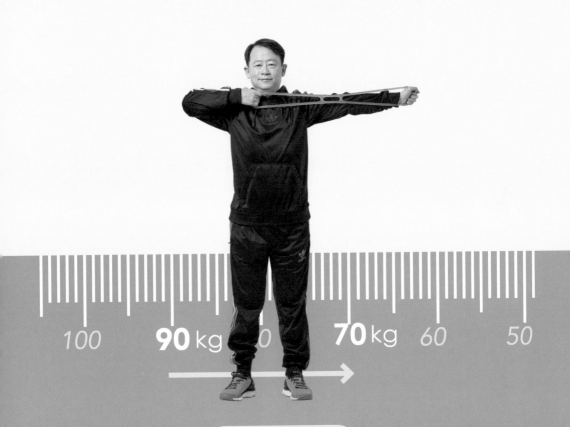

100 **90** kg 70 kg 60 50

Part 3

不出門運動法
跟著方醫師練瘦身祕笈

不受限制想動就動
家就是最好的健身房

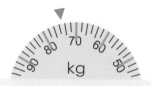

若採取運動合併飲食，對於復胖的預防要比單純飲食控制來得好。根據我的減重經驗，也了解到在採取飲食控制的同時，運動才會增加新陳代謝，是維持體重、不復胖的重要原因。

在國民健康署出版的《成人肥胖防治實證指引》中指出，減肥除了減少熱量攝取外，增加身體活動來消耗熱量，是控制體重很重要的課題，在適當的飲食控制下，再加上運動計劃，能夠增加 2 成的減重效果，因此要避免復胖，活動身體是相當重要的。

在減重過程中，運動主要目的是降低體脂效果，尤其可以幫助降低內臟脂肪，效果比飲食控制還要顯著。由於內臟脂肪很難被減少，比起單純飲食控制，配合運動介入，更能增加減重效果。這也說明要能持續減肥，「少吃多動」仍是最基本的道理，而運動及飲

食在減肥的過程中，扮演的角色各有不同，互相結合才能發揮 1 加 1 大於 2 的效果。

運動使人快樂，改善節食引起的沮喪感

運動時所產生的腦內啡，也會讓心情更為愉悅，進而減少節食帶來的沮喪。尤其節食對於年紀較大的人來說，可能會造成身體無力及身體功能減退的影響，運動則可以預防這些不良的狀況發生。

運動為何可以使人快樂？持續性的運動，可以使人分泌腦內啡（endorphin），它是體內會自行生成的類嗎啡生物化學合成物，會讓人有快樂、放鬆，甚至有止痛的效果。很多習慣運動的人，都認為運動會上癮，不運動甚至會不舒服，那是因為運動量超過一定程度後，體內會自動分泌腦內啡，比如快走或慢跑等中等程度的運動，運動 30 分鐘後，體內就會產生腦內啡，而且有運動習慣者效益更大。因此，在長時間運動、持續運動，運動強度又屬於中高強度的類型時，當肌肉內的肝醣用盡後，就會開始分泌腦內啡。

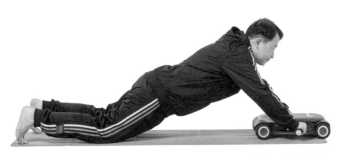

▲為了能持續運動，準備簡易器材，就能在家輕鬆動起來！

127

關於運動強度！

　　運動強度大致分為四個類型，運動時可以試著評估看看，選擇適合的強度。

費力身體運動（High-intensity Exercise）：持續運動 10 分鐘以上時，無法邊活動，邊跟人輕鬆說話；身體感覺很累、爆汗，呼吸和心跳比平常快很多。

中度身體運動（Moderate-intensity Exercise）：持續運動 10 分鐘以上還能順暢地對話，但無法唱歌；身體有點累會流一些汗，呼吸及心跳比平常快一些。

輕度身體運動（Low-intensity Exercise）：不太費力的輕度身體活動，不能列入每週 150 分鐘身體活動累積量。

坐式生活型態（Sedentary）：僅止於靜態生活的內容，不能列入每週 150 分鐘身體活動累積量。

・資料來源：國民健康署

初試居家運動法失敗，小型運動器材成裝飾

　　為了能夠持續運動，我選擇的運動就是要持久、簡單、易做的居家運動法，就像是溫室裡的蔬菜，被包在一個安全的地方受保護，溫濕度都能控制。而我希望的運動方式，跟很多人一樣，想要輕鬆達成又不會太累，居家運動時，夏天甚至可以開冷氣運動，又舒服又能達到維持體重的目標。

　　2018 年初搬家換了能接上社群媒體的多功能電視，從那時候開

始我迷上用電視看 YouTube，也想利用在家上網看影片的時間，順便運動，於是就開始尋找一些運動影片，讓自己可以跟著動。最先吸引我的是 TABATA 四分鐘運動術，時間快速、運動量大，又能立刻讓人爆汗，看了好心動。跟著 YouTuber 做 TABATA 一段時間，維持著一週做三、四次的運動量，體重也跟著變化，一週大概能減少 1 公斤，當時覺得終於找到適合自己的居家運動法，但後來因為 TABATA 運動時動作比較大，有時候還有地板動作，住在公寓大廈裡有點不適合，運動一段時間後又開始發懶了，澆熄持續運動的希望。

之後，我又四處找尋放置室內的運動器材，選擇的標準其實很簡單，就是迷你簡單，只要從網路上看到價格不貴，操作不困難又不占空間，就會買回家試試。

當時有一款室內腳踏車，車體非常小，外觀很時尚，一眼看上去，就覺得太好了，這就是我要的，不占空間又能當家中擺飾的一部份，一兼二顧。這台迷你健身腳踏車，很像一台長方型的大盒子，全部展開後占地面積 0.35 平方公尺，大約只占 0.1 坪的空間，收納後的尺寸只有 58x17x65 公分，是非常可愛的健身器材。為了讓它擺在家裡能成為裝飾的一環，還特地選了 Tiffany 藍，光看都覺得舒服；放在客廳一邊騎一邊看電視，是輕鬆愉快、很愜意的。

不過，因為運動時還是要動手把坐墊拉起來、腳踏板展開，運動後再將坐墊及腳踏板收起來，雖然這些動作就只需要幾分鐘而已，但運動前後的準備與收納，還是覺得太麻煩，不到兩週，就被

我擱在一邊變成裝飾品，最後這台迷你小藍健身腳踏車，就成了放雜物的置物桌，以另一種功能存在著。

迷你健身腳踏車的失敗經驗，也沒有澆熄我繼續找尋適合的運動器材，我買過兩台的健腹器，這類產品很多家庭應該都有一台，收納也方便極了，但同樣的，運動不到一週又變成裝飾品，原因還是在於我想天天運動，但每次運動前打開、運動後收納，隔天再重覆同樣的動作，還是會讓人發懶不想運動。

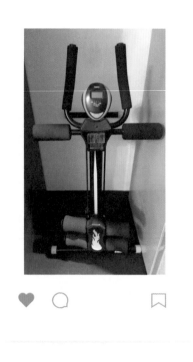

後來我自己也分析了為何多數減肥者，看到簡易的健身器材，覺得不貴又方便，收納也不占空間，常常腦波很弱衝動購買，但為何還是無法持續運動呢？從心理學來分析有兩個原因，首先是能驅使懶人運動的動機，就是想要運動的時候，立馬就可以執行，而不是還需要組裝，即使像我的小藍健身腳踏車，明明把運動要件施展開來，只需要1分鐘，有時還是覺得太過麻煩，無法立即無礙的運動，是在家使用運動器材失敗的原因。

買了健腹器，
但嫌麻煩就擱在一邊～

還有另一個原因就是，人都有惰性，需要可以立即回饋，但這些健身器材無法有效立即回饋，都要花幾個月的努力，才會看到瘦身的樣子，獎賞回饋慢，缺乏正向回饋，如果在運動的同時也沒有進行良好的飲食控制，無法在一兩個月內看到效果，會讓原本對運動就沒有多大興趣的人，直接放棄運動的動力。

回饋理論在教育或心理學上常被應用。有正向回饋，（supportive feedback）和負向回饋（corrective feedback）兩種。正向回饋可以增強行為，一般人比較願意聽好聽的話，若你想要的行為正在發生，正向回饋則可以擴大，早日達到目標。負向回饋，則是依你現在行為提出如何正確的調整，雖然批評的話，不易被人接受，不過，也有研究認為，若提供的意見是來自可靠的事實或有所本，被接受的可能性也會增加。

在運動上若要能發揮持續運動的效果，就必須有立即回饋的目的。舉個正向回饋的例子，例如現今非常熱門的馬拉松及三鐵運動，雖然很辛苦，平常也要花非常多時間訓練，有些人還要規劃訓練課程，按步就班，就是為了參加比賽，而且還得提醒自己提早搶賽事名額，這些賽事都要報名費，但為何有這麼多人樂此不疲，就在於它能得到獎章、完賽證明，甚至有人是專門收集馬拉松賽事，以征服各式各樣的賽事為樂趣，這就能讓他們有持續運動的毅力。有個身心科的病人為了健康及控制情緒，就開始跑馬拉松，因為當她拿到主辦單位頒發的證書時就很開心，這對她來講就是一種鼓勵，她就以此為追尋的目標。

比起運動賽事讓自己有成就感，將運動運用在減肥行為上，正向回饋就需要更明顯的效果了。一旦運動半天，只減少了半公斤，沒有正面回饋就很容易放棄。有時買一個碗盤、一件衣服等常備用品，認為總會有用到或穿到的一天，至少有單次使用功能，就能發揮常備用品的效果；例如，盤子盛上美食，進食時就會感覺特別美味，自己心理上覺得「錢花得值得」，被眾人讚美時，心理上也就覺得舒服。但運動器材沒有單次使用的效果，你不使用它就沒有效果，而且是要積極主動的使用，才能帶來健康。一旦購買的運動器材沒有發揮效果，就會更不想使用，因此，買運動器材時，至少要思考自己一週會使用一次才買，不然浪費錢也浪費空間。

居家運動還可以這麼做！

雖然我推薦搖呼拉圈非常方便，是在家就可執行的運動法，但有些人若不會或不想搖呼拉圈，也可以動點巧思試試別的運動，尤其居家隔離或在家上班，更需要活絡筋骨，提供幾種方式供大家參考。

1　跟著影片做運動是很好的選項，只要不是大動作的跳躍影響到鄰居都行，例如瑜伽、核心肌群訓練。
2　跟好友們相約線上一起運動，互相監督砥礪。
3　若住家附近仍有可利用空間，簡單的跳繩，也是高 CP 值運動。
4　深蹲運動練肌力，手握彈力帶兩側末端，兩腳分開與肩同寬，踩住彈力帶使彈力帶呈 U 形，往下蹲，可以強化下肢肌力。
5　可以坐在椅子上，左右手抬高握著礦泉水維持不動，雙膝輪流輕頂礦泉水，像踩健身車一樣，如此一來可以訓練上肢、核心及下肢肌力，運動 6 分鐘，大約可消耗約 32 卡熱量。

不受限制想動就動，找出適合自己的在宅運動

　　根據 2020 年「運動現況」調查顯示，超過 8 成的國人有運動習慣，且有超過 3 成的國人有規律運動的習慣，不過歷年調查結果顯示，職場主力族群（35 ～ 49 歲）在運動人口比例及規律運動人口比例上，皆低於整體調查結果的比例，其中又以 35 ～ 39 歲年齡層最低。該年齡層上班、育兒占據時間，運動時間也相對減少。

●運動現況人口比例●

年齡	運動人口比例	規律運動人口比例
35 ～ 39 歲	74.5%	18.4%
40 ～ 44 歲	77.7%	20.2%
45 ～ 49 歲	80.5%	21.8%
整體	82.8%	33.0%

· 資料來源：國民健康署

　　另外，調查也發現，國人不運動的最大原因前三名分別是沒有時間、工作太累、懶得運動，因此，可以看出不運動的人，大多都是因為沒時間或太忙、太累，所以在繁忙工作中想保持運動習慣，找出適合自己的在宅運動是最好的選擇。

80kg

不過，知道運動很重要與維持運動又是另一回事。由於工作性質的關係，我在醫院、醫學會、基金會有開不完的會議，有時夜診下班後都已經晚上 11、12 點了，無法去運動中心或健身房運動。另外，自己也常因天氣因素無法出門跑步，因此我就想尋找可行的運動替代方式，來解決無法持續運動的困境。

我需要一種沒有時間限制，也沒有場地限制，更不會因為天氣而影響的運動，在多種嘗試之後發現，室內運動可以解決這些問題，因而發現在家運動是最理想的方式。除了不用出門，還能自行安排運動時間及運動方式，對我來說是最好的運動狀況。而這與國民健康署或體育署近年推廣的「家庭就是健身房」的概念很像，自己雖然是醫師但不是什麼運動專家，就跟一般人一樣，想要找一種輕鬆運動的方式，可以持續運動，不要讓自己找藉口。

就這樣，為了找尋適合自己的室內運動，我經過多次嘗試，而根據我室內運動的經驗發現，運動時間不用很長，運動也不用很激烈非得汗流浹背不可，大約中度的運動強度，有點流汗、微喘能跟人說話的階段即可。**每天只要花 15 分鐘，就能讓體重維持住，關鍵在於天天都有運動就是重點。**

在各種嘗試之後，我找到了適合我的在宅運動，我選擇了如啞鈴、彈力帶、呼拉圈等適合在家做的簡單運動器材，運動方式則以可以全身運動、消除腹部脂肪的呼拉圈為主，搭配簡單運動器材進行阻力訓練，而這就是我的方式在宅運動法。

在宅運動！想動就動！

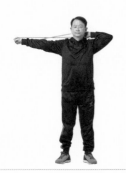
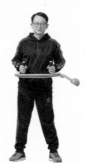
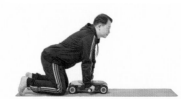

找出最合適自己
和最方便的運動～

方醫師傳授
宅在家瘦身運動 7 祕笈

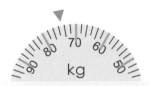

找到適合自己的室內在宅有氧運動與阻力運動，讓自己天天都能運動最重要，而多年來的尋找與嘗試後，我也找到適合我的運動 7 祕笈。

呼拉圈

不會掉的呼啦圈，每天必做的運動

　　雖然喜看網路影片，但總覺得單純看影片很無聊，應該還是得利用這段時間運動，於是就開始思考，到底什麼運動適合居住空間又能配合自己的時間呢？偶然間，我想到呼拉圈應該很適合在客廳使用。另外，會選擇呼拉圈其實也是來自小時候的經驗，我從小就很會搖傳統呼拉圈，可以搖很久不太會掉下來，印象中，搖過次數最高的紀錄是 1300 下。

有了這想法之後，我開始在各大購物網找產品，只要有空就會找尋各種呼拉圈來比較，突然在網路上看到一款訴求不會掉的智能呼拉圈——亮亮搖搖塑韻動機，這是一款智能型呼拉圈，看了介紹後引起了我的好奇，於是立刻下單訂購。

開箱使用後，發現這種智能呼拉圈有兩個很大的功能，一個是會自動計算搖晃的次數，而且會幫你計算消耗的熱量，搖 1000 下大概 140 大卡，有立即的回饋，讓你知道運動效果有多少，這對我而言可說是相當滿意，因為可以馬上算出飲食跟搖晃次數的關係。例如我吃了一個 700 大卡的餐點，我可能就要搖 5000 下呼拉圈，這種換算方法簡單明瞭，只要清楚知道自己進食的熱量，就知道要多搖多少次的呼拉圈，間接的也會克制吃東西的慾望，因為，一想到要搖那麼多次，就會減少進食量。

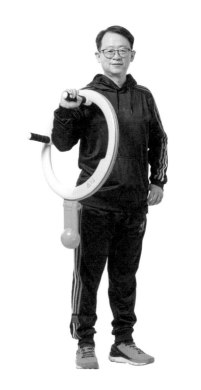

80kg

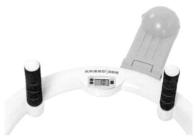

▲ 呼拉圈上的電子錶可以馬上知道消耗多少熱量。

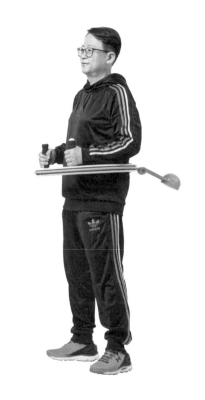

▲智能呼拉圈可以計算次數
及熱量,能夠立即獲得正
向回饋!

就這樣,我終於找到可以讓我持續運動的運動器材,這款適合我的懶人室內運動法,就是不會掉的呼拉圈。通常我每次最少都以 1000 下為標的,搖很快大概 12 分鐘結束,慢慢搖則大概花費 15 分鐘。我只要看一個 YouTube 的節目,大概 15 分鐘就結束了,而且我喜歡的節目多數都是輕鬆不用花大腦,搭配我的運動剛剛好。

YouTube 節目有很多吃播,或介紹美食的節目,我很愛看三原 Japan 的節目《三原 JAPAN Sanyuan_JAPAN》,三原都是介紹吃到飽的節目,無論是火鍋或是夜市,未減肥前會很想跟著去吃,但開始減肥控制飲食後,心態就改變了,我的眼睛跟著看,也可以覺得飽足。由於節目有非常多的食物品項,邊運動邊看節目,可以讓飲食控制這件事不那麼痛苦,腦海中也可以開始規劃,我能去哪兒吃美食,什麼時候可以去,有哪些食物是適合自己的,心中的美食地圖就慢慢的成形,也讓運動變得有趣多了。

》搖呼啦圈　燃燒腰腹脂肪

不會掉的呼啦圈
每天以 15 分鐘為單位分段搖

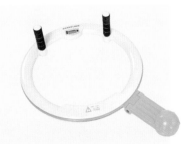

試過這麼多的運動器材，後來覺得智能呼拉圈運動效果是最好的，搖一段時間後心肺功能就會上升，並且開始消耗熱量，每天持續做就有持續的效果，比三天補魚兩天曬網來得好，也符合自己不想太累又能達到消耗熱量的效果。

冬天是我減肥速度最快的時候，從 10 月開始，有兩段成效非常好的時期，消耗的熱量非常明顯，一個月都能減少 2 公斤以上，若運動時間加長到每天 25 分鐘，則可以減 4 公斤，因為跟著企業排球聯賽的賽事而運動，看球賽步調很快又刺激，不知不覺中就跟著到該有的運動量。

排球賽的規則是五局三勝或三局兩勝，一局大概 20 到 25 分鐘左右，每 8 分鐘可以叫一次技術暫停，因此，只要比賽第一節開打我就開始搖，到叫第二次技術暫停時，剛好 1000 下搖完了，之後我就先休息把第一局比賽看完，大概可以休息 8 到 10 分鐘。等到第二節局比賽開始時，我又開始搖，若一場打了三局，我就可以搖 3000

下，可消耗 400 大卡；打 5 局我就搖 5000 下，消耗 700 大卡。以企業女排為例，一場球賽時間大概一個半小時，扣掉自己休息的時間，大概有一小時的時間都在運動，而且別人在運動我也在運動，心理上很滿足。

每日搖 1000 下，大概在 15 分內就可消耗 140 大卡。如果時間比較有空，或正值我喜歡的企業排球聯賽賽季時，就可以看著比賽，不知不覺就能搖到 5000 下，消耗 700 大卡，有時甚至可以搖到 10000 下。大家也可視自己狀況，找到自己喜歡的節目、電影、劇集或是喜歡的方式，一邊欣賞一邊搖呼拉圈，還可以讓生活更添樂趣喔。

對我來說，搖呼拉圈比跑步效應還高，主要是自己的膝蓋因為肥胖不太能跑步，而搖呼拉圈很少用到膝蓋，都是腰臀動作，在轉動的過程中，就能有效燃燒腰腹脂肪，瘦腰成效非常明顯，一年的時間腰圍從 38 吋減為 30 吋。

另外，要維持呼拉圈均速轉動，核心肌群就必須用力，身體穩定度也要足夠才行，呼拉圈 CP 值高，是很適合自己的運動方式。大家也可以在市面上尋找類似又符合自己需求的呼拉圈喔。

| 祕笈 1 | ☆ 道具：呼啦圈 |

搖搖呼拉圈

每次搖 1000 下，大約 15 分鐘
可視個人狀況調整，最多一日可搖 5000 下

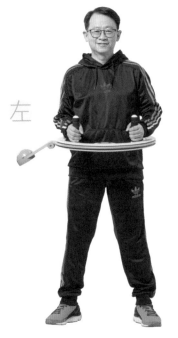

左

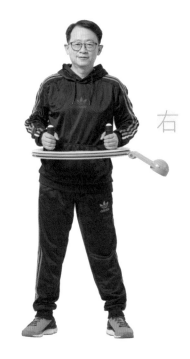

右

關於智能呼拉圈（亮亮搖搖塑韻動機）

智能呼拉圈（亮亮搖搖塑韻動機），有別於傳統呼拉圈，是一款獲得台灣、美國、日本、德國、中國專利，怎麼搖都不會掉的呼拉圈，同時，還具有能計算熱量的電子錶，運動成效馬上可看得見。

這款呼拉圈的特色，除了能運動全身，搖出美體雕塑曲線，效果更加倍。搭配功能實用性的電子錶，消失的卡路里，成果看得見。另外，安全科技的設計，不管會不會搖呼拉圈，都可以輕鬆上手，同時不受天氣、場地限制，方便攜帶收納，不占空間。

● 與傳統呼拉圈的特色比較 ●

智能呼拉圈（亮亮搖搖塑韻動機）	傳統呼拉圈
附有手把，將產品套至腰部即可使用，初學者亦容易上手，且不會掉落。	缺乏定位在腰部上的方式，因此，初學者在未學會正確扭動腰部以前，往往無法持續甩動呼拉圈造成初學者的嚴重挫折感。
附有配重片3片，可依個人需求調整配重片的數量，運動效果較佳。	重量固定，缺乏額外的調節配重物，對已經熟稔呼拉圈的使用者而言，幾乎不費力，因此，若不能適度增加呼拉圈的重量以及難度，對於熟練者的健身效益會大打折扣。
使用時不會撞擊使用者腰部造成使用者之運動傷害。	使用時會不斷撞擊使用者腰部而造成使用者之運動傷害。
配有電子錶，可以計算使用時的時間、次數、所消耗的卡路里。	無法有效率的計算出消耗的熱量及使用的圈數。
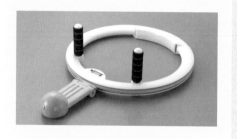	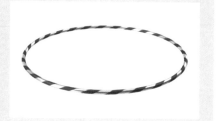

· 資料來源：盈亮健康科技股份有限公司

阻力訓練

阻力訓練運動天天做，鍛鍊好肌力

進行體重控制到底該進行何種運動，實際上我的經驗是，**在一開始減重的時候就要進行運動，才會有較佳的減重效果，而且阻力運動及有氧運動要一起做，效果會更顯著。**

搖呼拉圈是很容易執行的有氧運動，而有氧運動能有效降低體脂，且能保留或增加肌肉組織，搭配能加強肌力和肌耐力的阻力訓練運動，例如跳繩、伏地挺身、抬腿，拉彈力帶或彈力繩、啞鈴等，都可以減少肌肉組織在減重過程中流失，兩者互相搭配是最好的方式。

對於平時很少運動的人而言，由於體力與肌耐力皆不足，無法負擔太大的運動量，因此，剛開始運動時，要選擇從少量且輕鬆的開始，之後等體力及肌耐力增加後，再逐漸增大運動量能。運動前後搭配一些伸展運動或緩和運動，來增進身體柔軟度，避免運動傷害的發生，尤其年長者更要注意。

我減重成功後，開始分析我手邊有的運動器材，發現自己買了不少訓練核心肌群的運動器材，其中，健腹器、深蹲機，無繩跳繩是練心肺，彈力圈和啞鈴是用來鍛鍊肌肉。因此這些曾經置之不理

的運動器材，後來為了維持體態不顯老，及增加肌耐力，每週我都會輪流使用。尤其啞鈴、彈力帶、瑜伽磚更是我常用的運動器材，不占空間，更不需收納，算是很好用的健身器材。我通常會用他們來伸展肌肉，開肩拉背或擴胸，還可抒解腰背壓力，達到舒緩功效。

另外，最近我也多添購一款健身滑板，主要也是訓練核心肌群，利用滑板可以做深蹲、捲腹、下半身訓練、橋式、伏地挺身等，30種以上的運動，而我主要用來進行深蹲或跪姿前推等動作，強化核心肌群，鍛練腹部及下肢肌肉。

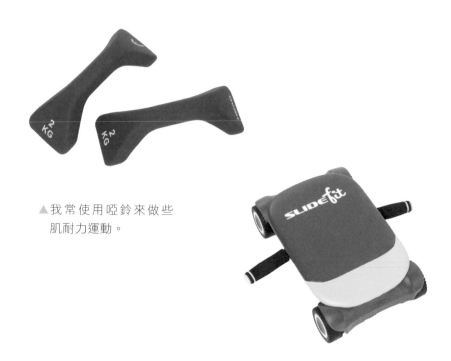

▲我常使用啞鈴來做些
肌耐力運動。

▲健身滑板是新發現的運動好物～

由於健身滑板可以在推出去時提供阻力，在收回時增加助力，能讓我在鍛鍊時更容易完成動作。進行深蹲時我會將健身滑板放在背部靠著牆壁，由於它可以在蹲下後協助站起來，就可以讓深蹲動作較容易執行。此外，我也會用健身滑板做跪姿前推的動作，來鍛鍊腹肌。

運動最主要就是保持身體健康，維持體態不復胖，安全開心的使用運動器材來運動還是最重要的。接下來我將簡單介紹幾個我常做的運動，大家可以視自身狀況而定，選擇適合自己的方式來動動身體喔。

▶瑜伽磚、彈力圈用來開肩拉
　背可緩解腰背壓力。

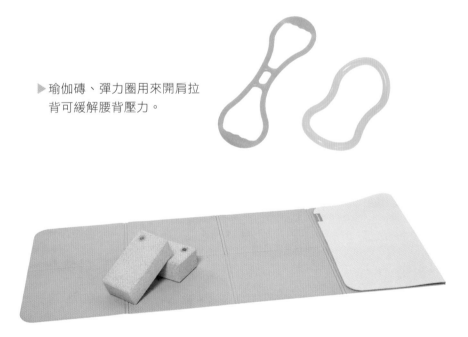

》前後側拉伸彈力圈　開肩擴胸，放鬆肌肉並舒緩肩背肌肉

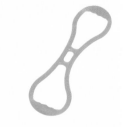

僅用一條彈力圈

就可以進行開肩擴胸運動，放鬆肌肉

彈力圈除了可以進行前側拉伸動作，

也可以將動作換至背部進行後側拉伸運動，

開肩拉背，舒緩肩背肌肉。

祕笈 2　　　　　☆道具：彈力圈

前側拉伸　　　每次 10 秒，並重複 10-20 次

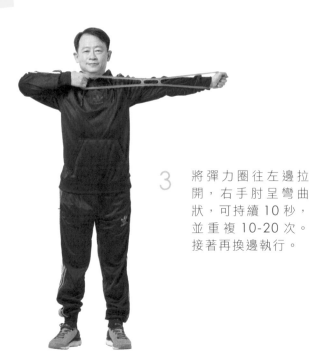

1　雙手抓住彈力圈
　的 2 邊，雙腳與
　肩同寬。

2　雙手抬起至身體上
　方並拉伸彈力圈。

3　將彈力圈往左邊拉
　開，右手肘呈彎曲
　狀，可持續 10 秒，
　並重複 10-20 次。
　接著再換邊執行。

祕笈 3	☆ 道具：彈力圈

後側拉伸

每次 10 秒，並重複 10-20 次

1　雙手抓住彈力圈的 2 邊，
　　雙腳與肩同寬。

2　雙手抬起至身體後
　　方並拉伸彈力圈。

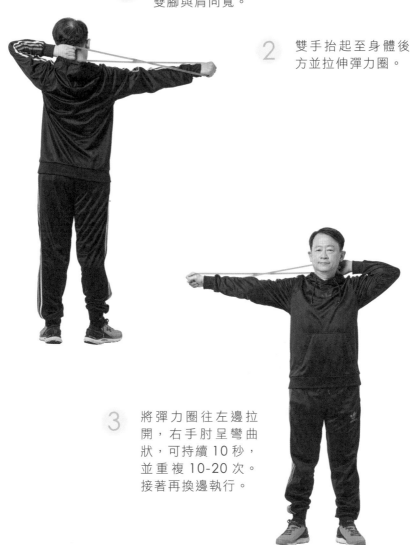

3　將彈力圈往左邊拉
　　開，右手肘呈彎曲
　　狀，可持續 10 秒，
　　並重複 10-20 次。
　　接著再換邊執行。

147

》扭轉腰肩運動　鍛鍊肌肉，舒緩肩背緊繃

使用瑜伽墊結合彈力圈
鍛鍊肌肉，舒緩肩背緊繃

透過簡單的腰肩扭轉動作，
可以拉伸腿筋、腰背以及臀肌，
除了鍛鍊肌肉，還可以舒緩肩背緊繃。

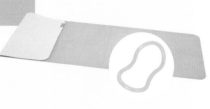

祕笈 4　　　　☆ 道具：瑜伽墊、彈力圈

扭轉腰肩　　　每次 10 秒，換邊運動，並重複 10 次

1　身體採仰臥姿，將彈力圈套在右腳跟，並以左手拉住彈力圈。

2　用左手將右腳往左邊扭轉至膝蓋靠近地面，右手則水平伸直。

3　身體放鬆保持姿勢 1 分鐘，接著換邊再操作一次。

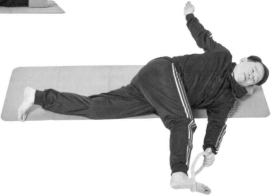

》啞鈴伏地挺身　燃脂瘦身，鍛鍊全身肌肉

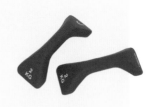

使用啞鈴來做伏地挺身

訓練核心肌群燃脂瘦身，消耗卡路里

啞鈴除了可以做些抬舉的動作，我也常利用啞鈴來做伏地挺身，可鍛鍊二頭肌、三頭肌、胸部、背部和臀部肌肉等核心肌群，還能燃脂瘦身，消耗卡路里。

祕笈 5　　　☆道具：啞鈴

伏地挺身　　**每次 10 次為一組，視個人情況做調整**

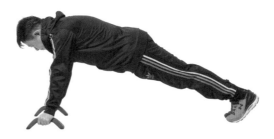

1　雙手抓住啞鈴撐住地面，雙腳打開與肩同寬，腹部收緊。

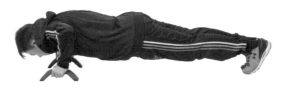

2　身體慢慢往下做伏地挺身，再慢慢回復動作。

》仰臥橋式　消除不適更舒壓

> **使用瑜伽磚搭配瑜伽墊來做橋式**
> **讓背部伸展，是很好的舒壓動作**

仰臥橋式可以消除腰部緊繃及疼痛，也可以伸展背部，如果長時間坐在辦公桌工作，可以試著做這個動作。

| 祕笈 6 | ☆道具：瑜伽磚、瑜伽墊 |

仰臥橋式　　每次 3 分鐘，可視個人情況做調整

1 在瑜伽墊上躺下來，抬起臀部，在你的下背部放置瑜伽磚，瑜伽磚的數量與高度以自己舒適為主。

2 放下臀部，下背部躺在瑜伽磚上，手臂向頭部伸值平放，放鬆全身。

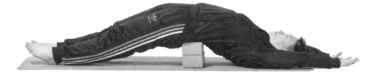

3 深呼吸並放鬆，持續至少 3 分鐘，可視情況調整。

4 輕輕抬起臀部，並拿開瑜伽磚，平躺在瑜伽墊上，休息一下後再起身。

》滑板跪姿前推　讓腹肌鍛鍊更易執行

使用健身滑板來達成訓練

透過這個動作，可以鍛鍊腹肌

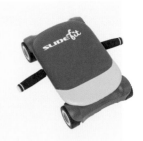

健身滑板滑動時會產生阻力，並在收回時增加助力，藉此可在鍛鍊時，更容易完成動作。

祕笈 7	☆道具：健身滑板

跪姿前推

每次 5 秒，並重複 3 次為一組

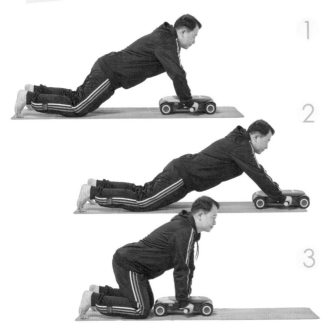

1　踩跪姿跪在瑜伽墊上，膝蓋與肩同寬，手握健身滑板把手。

2　雙膝固定不動，雙臂伸直，緩緩將滑板往前推出，身體隨雙臂往前伸展。視個人肌耐力推至可控制位置，並保持動作 5 秒。

3　慢慢還原動作，每次做 3 次為一組。

80kg

訓練核心肌群很重要

核心肌群（core muscles）是一個統稱，位於人體軀幹中央、負責保護脊椎的肌肉群。核心肌群以人體構造來說，大約是從橫膈膜以下，環繞著腰、腹、軀幹中心到到骨盆底之間的一段肌群構造，由深層與淺層不同部位的肌肉組成，例如腹肌、背肌、臀肌、大腿肌等。

核心肌群就像是一件天然的防護衣，除了負責脊椎的穩定，也可以減少脊椎及椎間盤的壓力，同時也能控制脊椎的動作。換句話說，核心肌群可以穩定保護我們的脊椎，維持良好的健康體態。

台灣已邁入高齡社會，核心肌群不佳也影響到銀髮族能否有好的生活品質，而要有核心肌群的訓練概念，就得從年輕就開始。

近年核心肌群的重要性越加顯著，尤其上班族長時間坐在辦公室，坐姿不正確，脊椎的活動度及肌肉柔軟度都不佳，因此，除了長期久坐或久站，容易發生背痛的人，需要進行核心肌群訓練外，重視健康的一般人，也需要進行核心肌群的訓練。

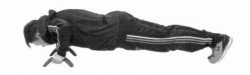

在宅運動！想動就動！

找出最適合自己
和最方便的運動～

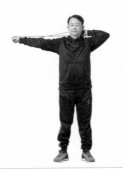 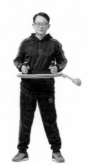 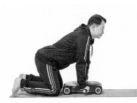

日常微運動，天天做也能達到運動效果

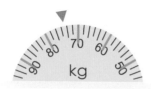

工作繁忙時，如果每天運動時間有限，就算是每天 15 鐘，天天運動效果一樣很好，比起一次的長時間運動，主要是持續運動帶來的效果。

通勤、做家事等微運動，少量分次做事半功倍

在國民健康署出版的《成人肥胖防治實證指引》中指出，久坐少動的人，每日較多動者少消耗 350 大卡的熱量，相關研究也發現，久坐 1 小時會減少約 22 分鐘的平均壽命，每日多看 2 小時電視，造成身體活動量減少，將使得罹患糖尿病及心血管疾病的機會及死亡風險都增加。

　　另外，利用零碎時間且持續運動一樣可以達到運動效果，在《成人肥胖防治實證指引》中也指出，針對 56 名女性減重者，觀察運動持續時間對減重的影響，結果顯示，少量多次的運動型態，一次持續約 10 分，每日累積 40 分鐘，相較於每天只做一次 40 分鐘的運動者，更可提高減重者對運動執行性，並且有助減重和提升心肺能力。

　　每次持續 10 分鐘運動，即可增加身體活動量，運動量可分段累積，例如每次 15 分鐘，分 2 次完成，或是每次 10 分鐘分 3 次做，像是陪小孩走路上、下學 15 分鐘，或是上班前及下班後各做健康操 15 分鐘，又或者健走、通勤 10 分鐘、騎自行車購物 10 分鐘、仰臥起坐與伏牆挺身 10 分鐘等，把這些簡單運動分次做，效果與一次做完 30 分鐘相同。

　　另外，**生活習慣的改變，對體重的控制也能達到效果**。比如將近距離的移動，從開車、搭大眾運輸工具，改為以走路到達目的地，或是不坐電梯改爬樓梯等，在同樣有飲食控制的情形下，增加日常生活中的身體活動量，一樣能得到不下於有氧運動所帶來的減重成果，尤其長期累積下來的活動量，更可帶來相當可觀的效果。

　　鼓勵正在飲食控制的民眾，可以改變生活習慣，多走路、多爬樓梯，來達到運動的效果。

依照自己的運動目標選擇運動，促進健康體能

　　「健康體能」是指人的器官組織如心、肺、肌肉等都能發揮正常功能，而使身體具有勝任日常生活及應付突發狀況的能力。運動可改善體能、促進健康、預防慢性或退化性疾病的發生，而運動有很多不同的方式，可以達到的效果也不同，大家可以依自己想達成的健康目標及需求來選擇擅長又能持續的運動。

》改善心肺適能

較好的心肺適能，可減少疲勞，降低冠狀動脈心臟疾病（Coronary Artery Disease, 簡稱 CAD）、高血壓、糖尿病和其他慢性退化性疾病的危險因子。

運動類型	**可持久進行的全身性運動，以有氧運動為主，例如跑步、快走、游泳、踩腳踏車等。**
運動時間	每週至少規律運動 3 次，每次至少 20 分鐘。
運動強度	稍流汗並自覺有點喘又不會太喘。

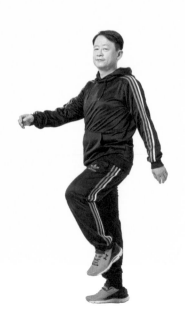

》增進肌力與肌耐力的運動法

強大的肌力則可增加抬舉物品的能力，也可降低肌肉骨骼性的傷害，還有一些日常工作項目如拖地、擦洗門窗、上下樓梯等，也需要有好的肌耐力才能勝任。

運動類型	**重量訓練或肌肉用力性的運動，如仰臥起坐、伏地挺身等。**
運動時間	每週至少 2 次，每次至少 1 至 3 回，每回之間休息 2 ～ 3 分鐘。
運動強度	用力程度以每回反覆 10 至 20 次，能產生輕微疲勞負荷，體力在休息幾個小時內可恢復為原則。

》促進柔軟度

藉助伸展操可增加身體關節、下背及腿後肌群的柔軟度，還可減低下背痛及其他骨骼、關節受傷的機會。

運動類型	**動態伸展操、靜態伸展操，如伸展操、體操等。**
運動時間	每週規律運動 3 ～ 5 次，也可在暖身與緩和運動時進行，讓肌肉緊繃狀態持續 15 至 30 秒左右。
運動強度	伸展至關節附近之肌肉明顯繃緊的程度。

運動不只能減肥，還能帶來不同的健康效果

》促進心肺健康

每週持續運動，可以降低血壓及血脂，並減少心血管疾病的風險。

》促進肌肉骨骼健康

規律活動身體可以減緩骨質流失的速度，比起嚴重身體活動不足的人，可以降低髖骨骨折的風險，這對老年人及女性尤其重要。

》促進代謝健康

在年長族群中，活動力減少就容易有肌少症情形，結合有氧或阻力訓練，都被證實能減少胰島素阻抗，可穩定血糖，維持肌肉量及肌肉比例，也能改善代謝症候群。在運動時可搭配蛋白質攝取，不只減緩肌肉流失，還能增肌減脂。

》促進心理健康

活動量增加可降低憂鬱和認知功能衰退的危險，睡眠品質也會比較好。每週 3 ～ 5 天，一次 30 ～ 60 分鐘的有氧和肌力強化活動，即使是輕度身體活動也有同樣效果。

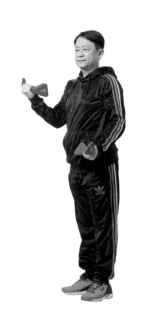

》維持理想體重

身體活動可以左右 15% ～ 30% 的熱量消耗，活動不足就會造成熱量累積，造成肥胖。強化肌力活動也能維持體重，因為肌肉能消耗熱量，也可以提升體內新陳代謝，而維持新陳代謝也會消耗 60 ～ 75% 的卡路里。

》預防跌倒

這對年長者尤其重要，若能每天持續健走，可減少跌倒情況的發生。而太極拳運動會用到下肢的支撐訓練，也可防跌倒，同時還能改善高血壓。

》降低罹患癌症風險

運動能降低罹患大腸直腸癌、乳癌、子宮內膜癌、攝護腺癌、胃癌、肺癌、卵巢癌及胰臟癌的風險。若不幸罹患癌症，持續的運動能帶來更好的生活品質，也能讓病情穩定。

》降低早發性死亡

運動可以降低因為心血管疾病及癌症引起的死亡危險，主要原因在於身體活動量越高，死亡率越低。每週從事身體活動 7 小時的人，比每週從事身體活動少於 30 分鐘的人，減少 40% 的早發性死亡率。

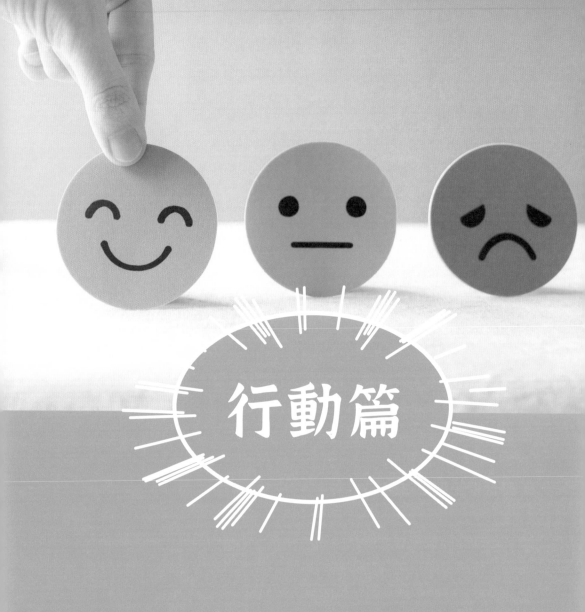

行動篇

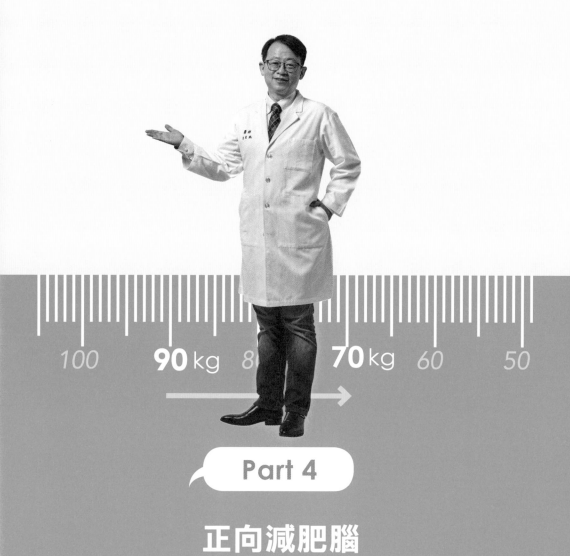

100　**90** kg　8　**70** kg　60　50

Part 4

正向減肥腦
方醫師教您快樂瘦

善用心理學，給自己正向回饋

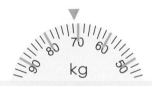

減肥理論很多，少吃多動也是基本原理，此外，為了可以快樂瘦身，我利用行為學派心理學的條件制約理論，找到適合自己又能持久的減肥方式。

　　減肥理論很多，少吃多動也是基本原理，自己的飲食計劃就是好油、優質蛋白質，一週只吃 3 ～ 4 次的精製澱粉慰勞自己。但為了讓老生長談的減肥方式，可以讓自己保持興趣並持續執行，我利用行為學派心理學的條件制約理論，設計適當誘因，複製可行的減肥方式。

挑油、買油，找到油最美味的搭配方式

　　攝取好油是減肥時，飲食部分最重要的一環。我的廚房擺滿約

十種油品，為了買好的油，會認真的上網或電視購物，仔細的研究，看產品的介紹，讓每一瓶都充滿故事，這也是減肥中有趣的過程。

買油時，我會想像這瓶油該怎麼使用，要如何搭配食物，能否做出不同的料理，增加調味食物上的豐富性。比如我會想著一盤生菜沙拉，除了常見的橄欖油外，酪梨油應該也很合拍，而南瓜籽油好像適合拿來搭南瓜濃湯，想方設法讓食物看起來好吃，無形之中廚藝也不斷進步，這都成為持續減肥的動力。

喝油能最直接感受油的品質，常常在百貨公司或超市的推銷櫃檯上試喝油品，至今已品嚐過十多種、上百瓶的油。即使油不好喝，但為了擁有自己的使用油脂心得，幾乎能入口的油都會嘗試，而以我自身的經驗來說，我覺得最好喝且最能被接受的還是橄欖油。有可能是我們對橄欖油已經熟悉了，對它有點嗆的辣味是可以接受的。

有時候到外面餐廳吃飯時，店家也會販售小農或自己進口的油種，只要確認來源沒問題，通常都會買回家試試。我曾在深坑一家小餐廳享受豆腐冰淇淋時，買了罐老闆去希臘旅遊時，與當地農夫簽約拿到代理的橄欖油，當下開瓶使用時，就是充滿興奮與好奇的開始，一試之後又多買一瓶回家使用，讓減肥的同時，也能保有新鮮好奇的心態，也讓減肥期間多點樂趣。

從油的選購就看得出來，有很強的誘因可以讓自己不斷找好

油、買好油,再依油的特性來變化料理,若不是那麼容易入口的油,像沙棘油味道不佳,有股酸澀或腥味,就會改買膠囊,或是購買小型包裝油,保持油品的新鮮度。而能配合料理的食用油種類有限,最常見就是橄欖油、酪梨油,中式料理就是苦茶油。那麼怎麼在食材上變化就成了有趣的新課題,這對我來說都不是難事,我本來就是帶有十足好奇心及實驗精神的人。

自創料理多變化,天天吃也不怕膩

我的廚房裡有十幾種油品,因此我也在不斷嘗試中,發展出各種油的最佳食用方式,由於要攝取到油的營養素,好油幾乎不會拿來煎、煮、炒、炸,除了直接喝油之外,將油淋在食物上也是常見的方法,同時各種油品也是我自製早餐的重要主角。而晚餐外帶回來的餐點,因為無法把握店家使用什麼性質的油,因此,我也會加上一點好油在外帶的食物裡。

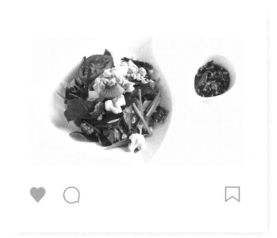

好油除了直接喝,也可淋在沙拉等餐點上直接攝取。

另外，我曾經將香蕉包在豆皮（千張）內，抹上油後放入氣炸鍋，它就變成一道獨一無二的「方式料理」。又比如水煮蛋是每天早上必吃的食物，一次都會煮好十顆放冰箱，隨時想吃就有，但天天吃還是會吃膩，就想著也許可以改吃茶葉蛋。

不過對我來說，大概只能前一天到便利商店買茶葉蛋回來放，或當成是上班時肚子餓買來止餓的點心，曾經也想過自己煮一鍋茶葉蛋，讓早餐可以多樣化，但發現茶葉蛋要煮得好吃得靠滷包配方，實在沒信心可以煮出好吃的茶葉蛋。有一天我突發奇想，紅茶都可以拿來煮蛋了，那咖啡豆不行嗎？

於是我試著將咖啡豆放入沸水中跟蛋一起煮，煮熟後再持續放冰箱冷泡，隔天咖啡蛋就好了，吃起來有種淡淡的咖啡香味，但咖啡蛋就只能這樣嗎？當然還可以有變化，噴上一點橄欖油後，把咖啡蛋放入氣炸鍋氣炸 5 分鐘，就成了外脆內軟又有咖啡味的大人料理。這些看起來不可思議的食譜，就成了可以不斷複製的減肥方式之一。

另外，雖然一天中只花 15 分鐘做早餐，但我仍會費心擺盤，讓它變得好看、好吃，另外，為了讓盤子、杯子、刀叉完美呈現，我會有木托盤、磁托盤、淺碗、深碗、不鏽鋼碗，再搭配不同的杯子，然後拍照記錄下來，讓簡單的一餐，也是美好的開始。

美食不忌口，慢食滿足口腹，身體無負擔

我很愛吃美食，但為了減肥就該忌口嗎？我除了把自己下廚料理的食物變美食外，為了外食而尋找店家的同時，也會找到適合減肥的美味餐點。而且，我也會把食物拍照上傳，無論是醫院附近的小吃店還是西餐廳，都可以邊吃、邊拍、邊寫 Google 評論，並建議減肥者該如何選擇食物。

畢竟多數人沒辦法三餐都自己煮，有時還是得外食，如何在眾多的小吃店及餐廳間，選擇可以吃的食物，才不會讓減肥大業中斷比較重要。因此，寫下 Google 美食食記，成了減肥中很重要的樂趣，因為要有參考性，就會認真的寫評論，細心的品嘗食物的味道，吃得也開心，加上拍照上傳再寫下對美食的評論，也會花去半小時的時間，無形中就不會吃太多，慢食也成了基本套件，讓自己不會吃太快、吃過量。

慢食的好處是會認真品嘗口中食物，慢慢的吃出食物的原味，當血糖慢慢升高後，滿足了心理及生理的需求。若五分鐘吃完一餐，亂亂吃的結果會覺得怎樣都吃不飽，沒被滿足到，就會想找更多的食物來滿足自己。

肥胖的原因不僅與熱量攝取及運動有關，還與飲食習慣有很大的關聯，吃愈快的人愈會發胖。我吃下一口飯菜時，至少都會嚼二十下，因為細嚼慢嚥，更有利於腸道的吸收，不會給腸胃增加負

擔，也會減少對腸胃的傷害；相反的，狼吞虎嚥式的吃飯方式，容易導致體內積食，腸胃負擔加重，減緩腸道蠕動速度。長久下來，容易因消化不良而導致各種腸道疾病的發生。

搭配 google map，寫評論當飲食記錄

我喜歡吃美食，也喜歡寫 google map 美食評論，為什麼是在 google map 美食評論而不是在臉書打卡呢？因為我會搭配 google map 把評論當成紀錄來檢視飲食習慣。這也是我減肥動力的來源之一。因為有很多人會看評論，就會更用心的找尋餐廳、小吃店，在認真寫評論的當下，用健康的心態尋找可行的減肥方式。

自己的飲食軌跡，也可以藉由發表的評論及上傳的圖片而更齊全，我會利用追蹤系統查看「戰績」，在疫情之前，我已去過 26 個國家、143 個城市、2394 個地點，除了累積的數據外，還能看每段時間數據，例如：2021 年 1 月份，造訪了 79 個地點、走路 5 小時、開車 58 個小時，移動了 1006 公里。這些都是 google 收集分析的大數據，而我也會利用這些數據來審視自己的生

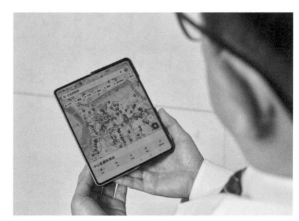

▲藉由 google map 建立自己的飲食軌跡～

活習慣，尤其最重要的就是寫美食評論的次數，google 也會幫忙分門別類，這對正在減肥的人非常好用，不只回顧過往的飲食類別而已。

減肥期是天天寫評論，現在體重控制期大概就一到兩天寫一次，而飲食的類別，麵類發了 46 則評論、豆腐 41 則、日本拉麵 26 則、滷味 19 則、夜市 20 則等等，總計有 17 大類。其中麵食類佔多數，減肥前幾乎每週可以吃一次拉麵，減肥後大概兩、三個月才有辦法解饞一次。

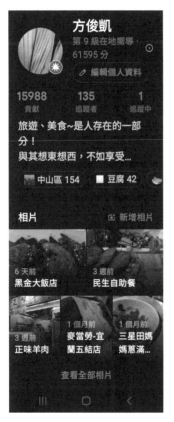

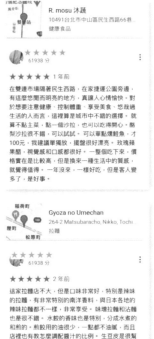

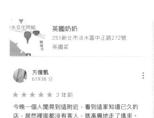

我愛拍照、寫美食評論當飲食紀錄，也是減肥時審視外食習慣的好方法。

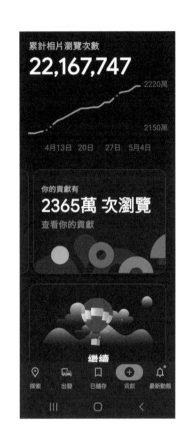

至今 2022 年 5 月，我已在 Google map 寫了 870 則以上的用餐評論，上傳了超過 8400 張照片，解答了超過 6600 個問題，吸引了超過 2365 萬瀏覽量，成了在地嚮導第 9 級，離最高第 10 級只剩 1 級而已。

疫情之前我常出差，而且在出國前，我就會先找好想吃的餐廳，利用 google map 來標識，黃星星是喜歡且寫過評論的餐廳，綠旗子是未寫過評論，但想去的地點，全球標了 606 個地方，連新疆、內蒙及歐洲都有。

這也能當成日記的一種，我翻閱著地圖，在 2019 年 4 ～ 5 月去波蘭華沙開會，在當地寫了 15 則評論，也寫過韓國料理、印度料理的評論，這成了減肥之外的樂趣，而自己 83 個追蹤者中，有一半是外國人，這都是無形的鼓勵。

我的 google map 美食評論已超過 2300 萬次的瀏覽，寫評論也是減肥樂趣。

訂定減肥目標，瘦了也不顯老

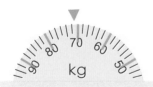

當我決定要減肥時，就把目標體重設定在 70 公斤以下，體重最低就是
66 公斤，身體質量指數介於 BMI24 ～ 26 之間，為何減重的密碼是「66」
呢？其實 66 公斤就是升上主治醫師時的體重，我想回到年輕時的體態，
66 公斤就理所當然的成為減重努力的目標。

　　雖然有自己的減肥目標，但實際上，至今體重也沒來到 66 公
斤，而是停在 70 公斤上下，為什麼減重不是越瘦越好呢？原因在於
已步入中年，健康的體重下降才是最重要的，體重太輕在面對身體
遭遇重大疾病時，身心都是無法負荷的。而若太瘦，在年老時容易
發生肌少症，會影響對付日常生活及疾病的能力，因此在中年時期
就得先幫身體打底，適當的體重，就是在自己標準的 BMI 值邊緣即
可，讓身體的耐受性可以好一點，以因應老年化的生活。

　　未讓體重降至最理想的狀況，並非是自己偷懶，是在減肥過

程中不斷修正，且隨著減肥時間拉長，減肥心態改變後，就沒進行嚴苛的飲食控制，例如，初期減肥時，炸物幾乎都不碰，但有時候與同事們聚餐，為了不讓大家掃興也會跟著吃炸薯條、炸雞（不沾醬），聚會頻繁時期一週一次。

而心態改變，最大原因就是長年在臨床上看到的現實，由於身心科的業務範圍，除了精神科疾病照護外，我也負責自殺防治及安寧療護的患者。安寧患者以癌症居多，時常看到太多病人因病自然消瘦或因食慾不好，造成體重不足，沒有足夠的體力對抗疾病。因為這樣，就覺得當我要減肥時，一定不能太瘦而瘦到身體都無法抵抗疾病的衝擊，因此，我並沒有要愈瘦愈好，這一點我自己很清楚。

減肥也要瘦得健康，膠原蛋白不流失

另外，當我開始認真想要減重時，很多同事都提醒：「太瘦不好看，當主管要有主管的樣子。」這意思就是要有一個身型的樣子，也就是台語說的要有「扮」。當時一位老師知道我要減肥，一再提醒我皮膚要保養，不要減完後老了十歲，就送了我一罐緊膚保養品，減肥期間我就天天擦，一罐擦完居然皮膚變好，果然有擦有用。

後來，我發現很多人瘦下來被認為「老態」，甚至下巴處皮膚非常多縐摺，這些外在顯老的意象我很在意，皮膚氣色好壞也代表器官是否健康，我不想還沒減到肥肉，看起就顯得老態龍鍾。所以

在減肥時我非常注意「細節」，這是多數減肥者沒注意到或不在意的事。

想減肥者總認為把體重大幅減下來比什麼都重要，我的減重兩大原則就是健康的減肥及細節。因此，我採取的減肥都不激烈，都是常人做得到，而細節更是我跟多數減肥者最大不同。

為了不讓皮膚膠原蛋白流失太多，下巴皮膚鬆垮，我就開始尋找可行的方法，雖然老師送的緊膚保養品效果不錯，但除此之外，我反而在飲食上多加強，每次去小吃攤都會點豬頭皮，雖然有人建議可以吃膠原蛋白粉，但魚腥味太濃並未嘗試。而最關鍵的事，就是找到實用韓國瘦臉神器，只要用嘴巴咬著，就會震動嘴巴周圍的肌肉，包括咀嚼肌、頰肌、口輪匝肌、舌下肌肉群等，這種方式等於強迫口腔周圍肌肉均勻運動。

這種懶人下巴肌肉訓練法，每天只要把瘦臉神器咬在嘴巴裡 1 到 3 分鐘，就可以維持下巴的肌肉不下垂。在快速減肥的 3 至 4 個月內，我天天積極使用，現今體重已維持，皮膚不會因過胖或過瘦造成皺紋，韓國瘦臉神器也就先擱著。

在尋找下巴肌肉的訓練方法時，我也曾經買過知名足球名星代言的嘴啞鈴，這款在網路上相當熱門，但最大缺點是咬著固定器後，自己的嘴巴要跟著晃動，自己晃了老半天效果有限，對於講求效率的我來說，還是太複雜。也曾看過醫師同業在體重大幅下降後，利

用施打肉毒桿菌，減少雙頰及下巴處皺紋，肉毒桿菌種類有八種，大劑量會致死，但低劑局部使用，可用在醫美上，消除肌肉痙攣、除去皺紋都是常見的效果。肉毒素通過麻痹鬆弛的皮下神經，可以在約 3 到 6 個月內，消除皺紋或者避免皺紋的生成，打一次的價格因施打的劑量而定，大約 5000 元到 8000 元間，且半年左右就得施打一次，所以若利用肉毒桿菌來減少下巴皺

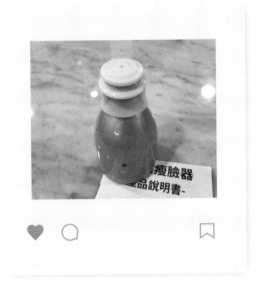

在體重維持前，曾使用瘦臉器，讓下巴線條更緊實！

紋的產生，可說下足了「重本」。因此，相較於肉毒桿菌，韓國瘦臉神器 CP 值就相對高很多。

　　不過，很多讀者或許沒這麼多預算可以買這些器材或是進行醫美微整，比較簡單的方式，或許嚼無糖口香糖是一個不錯的選擇，可提神也能訓練下肥肌肉，但這需要長期咀嚼，比較難在短期內看到效果。

減肥不揪團，跟自己比，下定決心最重要

很多研究都證實，想要保持身材一定要天天量體重，我雖然沒有天天量，但兩三天會量一次，目的就是做紀錄並提醒自己，另外，我的體重也會與手機 APP 相結合，計算走路消耗的熱量。

很多人減肥或運動會揪團一起來，希望志同道合的朋友們可以互相鞭策，效果可能會來得更好。實際上，這得看每個人的狀況，有些可以得到激勵變成正向回饋，有些則會變成負向回饋。比如說，2011 年時，同事們也有揪團減肥，有點像早期標會的概念，就是每個人交一定的金額（會費），在 3 個月後看減重成果，前 3 名會給獎金，若可以順利減重，則會有正向的效果。不過，有時候若是為了可以拿到獎金，而不擇手段，反而會變成不健康的減重方式，又或者減重效果若不如預期，可能就會有放棄的念頭，這樣反而都成了負向回饋。而當時我想減肥是為了健康，這種競賽性質的減肥方式，對我就不太適合。

但是，當時倒是有參加國民健康署舉辦的「小額募油」、「揪團減重」，利用團結力量大的動力，相互扶持，形成健康減重的氛圍，當時很多的公司行號、政府機關都加入，很多醫院也發起新減肥計劃共同響應。而會參加的原因除了為健康而減肥，自己是醫療人員，還能一起共襄盛舉參加活動，加上減重氣氛不錯，又有呼朋引伴的效果，大家會互相監督。

不過，這種有點任務性質的減重方式，常會因為活動結束後就鬆懈了，也無法持久。減肥還需要自己的決心，若沒有很強的毅力，常因某種活動後就結束。而 2018 年決定減肥後，我就用盡畢生所學的醫學知識，抱著一定要成功的決心來減重，反而有更好的成效。因此，自己跟自己比相對重要，外在的鼓勵、競賽，都沒有自己想強烈減重成功的誘因來得強。

訂定目標！容易達成！

膠原蛋白多補充～

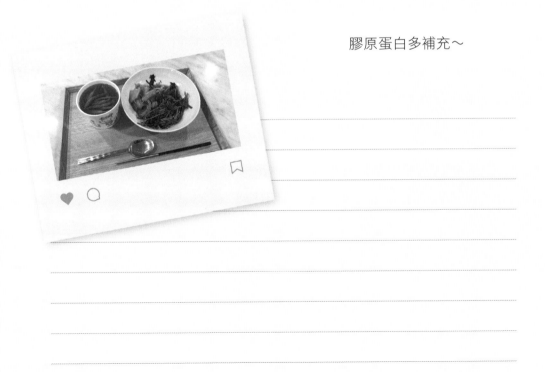

關於減肥的那些迷思

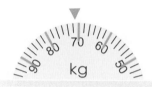

忙於工作、聚餐很多、瘦了衣服怎麼買，關於這些減肥大小事，經過十餘年的減重經驗，我得到一些懶人減肥法，與大家分享之。

減肥期間，朋友們邀約聚會，到底要不要參加?

即使在減肥期間，朋友們邀約聚會，到底要不要參加？必要的聚餐要去嗎？親友聚會不去顯得不近人情，該去的餐會不去恐怕被認為「邊緣人」、「人緣不佳」、「難搞」。那到底要不要去，答案是：當然要去。

還未減肥前，聚會時若是吃桌菜，每道菜上桌就吃光光，從第一道吃到最後一道都沒問題，宴會菜有什麼就吃什麼，反而是聚會

氣氛很好，越吃越多。但現在就學聰明了，在赴宴之前，會先吃高纖維保健食品打底。而若是家裡沒有這類食品，也可以先吃一碗青菜，再配上大量的開水，或喝一大杯無糖豆漿，等於是先把肚子給填飽，這樣在宴會現場就不會吃下太多食物。

除了吃飯前先「動手腳」外，在減重期間會特地告知坐在旁邊的人「我正在減重」，請友人不要幫忙夾菜、留菜，因為台灣人就是好客，有時候離開位置，或人還未到現場時，旁邊的友人就幫忙夾點菜放在盤子上，不吃又不好意思，因此，減肥後，就會告知大家不用幫忙夾菜。但面對宴會道道都是美食的狀況，若忍不住想動筷子夾菜的時候，有個小方法教大家，就是可以跟坐隔壁的朋友聊聊「減肥」話題，由於大家對減肥都有共同的成功或失敗經驗，話題一開，大家就越聊越起勁，無形中就不會想吃這麼多了。

當然宴會聚餐也不可能坐著餓肚子，什麼東西都不吃，但吃少一點對於正在減肥的人是必要，尤其像桌菜，每道菜的內容物及份量都是固定的，份量都相當多，每道菜吃的份量少一些，既能滿足口慾，整體進食量又能減少。若無法少吃一點，那麼就要改變吃的內容物，像宴會中最常見的澱粉類，以前最愛吃的米糕、炸湯圓，現在就一定不會碰，也不會從第一道吃到最後一道。

另外，還建議大家，把食物分成兩份，一份是當場吃，一份是外帶回家，或許可以帶一個保鮮盒或請飯店提供一個紙便當盒，把剩餘的菜色就放在盒子內，當成隔天的便當，這也是一個很不錯的方式，節能環保又不浪費食物。

吃完大餐，可以用 168 斷食控制體重嗎？

當然在吃了大餐之後，很多人會想辦法回到原來的體重，除了增加運動量外，平常執行的低碳飲食會更加嚴重。有些人甚至採取 1～2 天的斷食，甚至參加斷食營隊，若民眾能堅持這種暫時性的斷食，也是不錯的方式。

自己在學生時代時，因虔誠的宗教信仰，一週會有一到兩天斷食，甚至週一到週五會有禁食禱告，幾乎不吃中餐，這是靠禱告的力量忘記餓的感覺，若沒有很強的動力是無法執行的，當時體重也下降很多，因而變瘦是禁食禱告意外的附加效果。但出社會後因為忙碌，不只沒時間好好吃飯，便當吃兩口就上工，何況需要時間的禁食禱告就更無法執行，因此，很多戒食營隊或斷食營隊，對一般上班族來說都不易達成。

因此無論是參加宴會或跟朋友餐聚，可以適當採取 168 間歇性斷食法，尤其在連假或重要節日過後，就非常適合。以過年為例，一次放好幾天假，長假中不是拜年串門子就是待在家陪家人聚會，被餵食的機會大增，放縱自己的時間長達一週，因此，是可以適時的採取 168 間歇性斷食法。

168 減肥法這個紅遍全球的間歇性斷食法，也受到藝人明星歡迎，何謂 168 ？就是一天中有 16 小時是禁食，進食時間集中在 8 小時內吃完，若是早上 8 點進食，那麼下一餐就是下午 4 點，4

點之後就不能吃東西，雖然晚上會非常餓，但也不是天天執行，就忍一下吧。建議民眾，在餓的時候可以喝點水或早點睡覺，轉移注意力，身體在空腹 16 個小時後，會有機會分解脂肪，達到體重降低的可能。

在正常的工作型態裡，我是無法配合 168 減肥法，但若假日親友聚會有機會吃到大餐，或相約吃火鍋或餐會時，168 減肥法就相當適合。通常聚會的時間會約在中午或下午茶時間。若是約中餐，那麼早餐可以省略不吃；若是約下午茶時間，那麼早上就簡單吃，喝一杯黑咖啡及吃一顆蛋，聚會時間通常 2、3 個小時，以火鍋為例一餐熱量大概就 1500 大卡，就等於一天熱量，那麼飽餐一頓後，晚上當然是選擇不吃，這樣一天的熱量還是能控制在 1500 大卡，即使當天熱量爆表，偶一為之也還能接受。

跟著 YouTuber 學瘦身，應該能看到成效吧?

不論減肥、運動，最終還是得找出適合自己的一套方法，無論經過多少學習，看了多少減肥書，嘗試多少種減肥方法，還是得擬出適合自己持續維持體重的方式。以前跟著很多人減肥，看著 YouTuber 也跟著學，運動了一段時間或節食了一些日子後，就窒礙難行，下降的體重再也回不去，體重就像溜溜球般上下不斷起伏，但自己找出一套適合的減肥方式後，溜溜球的體重曲線就沒出現過。

　　我也跟一般人一樣會看著 YouTuber 學習如何運動瘦身又能吃美食，後來發現這些直播主都非常用心的準備減肥餐，甚至把這健康的餐點也分享給家人，家人就能一起減肥，全家共同來減重，但對於工作繁忙的我來說，實在沒辦法跟著做。

　　減肥直播主的建議通常是：自己煮減肥餐最好，熱量可以控制，體重就能輕易控制，這些自製的低卡美食，有早餐到午、晚餐甚至宵夜，而且食物的擺盤經過設計，食材經過挑選，每週減肥餐都色香味俱全，還可以變換菜色。但這些美美的減肥餐，上班族幾乎無法執行，連早餐恐怕都不行，何況是三餐，因此，減肥永遠都是看別人減，多數仍停留在紙上談兵的階段。

　　在運動方面也是如此，常會發現直播主運動量都很大，每週都有新招式，但後來發現有些直播主就是健身教練，方式也未必人人適合。

　　因此，在觀察了這麼多教人減肥、運動的直播主或影片後，還是覺得吸收眾人知識，建構自己一套減肥方式，對減肥才真的有助益，如此一來，也才能持續瘦身計劃。

剛瘦身有成，衣服變寬鬆該立即買新衣嗎？

　　當體重下降 5、6 公斤後，會發現舊的衣服穿起來已經鬆垮垮，還會卡在要不要買新衣的尷尬狀況，如果這時候就立刻慰勞自己買了新衣，那麼在心態上就會卡住，因為新的衣服一定是合身的，會認為這樣穿衣服已經比之前好看很多，就會自我安慰減肥也夠了。但自己並非只要瘦 5 公斤而已，而是要從 89 公斤減到 70 公斤，因此，當體重只減少一點時，一樣穿舊衣，但瘦到 75 公斤、BMI 從 33 降至 28 時，舊衣已經太大，穿起來不合適，就開始逛街「看」衣服。

　　首先是先買幾件便宜的襯衫，因為體重有可能會再下降，如果持續瘦下去，再買新衣服，也比較不會心疼。另外，也開始整理衣櫃，太舊或樣式老套的西裝就舊衣回收，整整丟了 4 套西裝，剩下來的 3 套西裝外套及 10 件西裝褲就進行改裝。由於是舊衣，同時也瘦到較理想的體重，因此修改就以合身為主，當體重持續下降時，再買便宜的西裝即可，環保又不浪費錢。

　　持續瘦身 2～3 個月後就去西裝店訂做西裝，由於交貨要一個月，訂做時又特別做小一號的尺寸，雖然告知量身的店員正在減肥必須少一個尺寸，但店家實在擔心一個月後西裝做好沒辦法穿，無法對客人交待，因此，在西裝褲上做了彈性扣環，有一公分的伸縮空間。

　　減肥半年後，約 2019 年 4 月有機會到日本，再度去挑選便宜的襯衫，因為一件只有千元上下，因此，從領圍到袖長都以 70 公斤為參考依據，而這些衣服後來也都如願的穿到。

　　關於減肥後買衣服這件事，也需要隨著體重變化有策略性的購買，我通常會買小一號的衣服，以前未減肥前穿 XL，當體重下降到「快」可以穿 L 時，就以 L 為購買的尺寸，因為一下跳太多尺寸，當目標達不到時可能就會放棄。

　　有些人也會買新衣服犒賞減肥的辛苦，這都是很好的正回饋，但建議不要買太昂貴又不實穿的衣服，你買了一件好幾萬元的衣服，一定也捨不得穿，若保存不當還會發霉，最後沒穿幾次就得丟掉很可惜。

　　以前會買好的衣服，每套西裝都兩萬元起跳，減肥後回頭去檢視這些衣服，除了穿的次數不多，最後還是丟掉回收；現在買西裝的選擇重點以實穿、好穿為重點。而常穿的衣服還有個好處，就是自己要維持好的身材，才有辦法塞進衣服，因此，得時時刻刻檢視自己的體重。

　　另外，減肥時的穿搭千萬不要選擇太寬鬆，褲子也不要是彈性褲帶及綁棉繩的型式，吃東西會沒有節制，吃很多也沒感覺，減肥時最好連衣服都在寸寸計較。

減肥之後買牛仔褲，腰圍減 8 吋，
且至今不復胖！

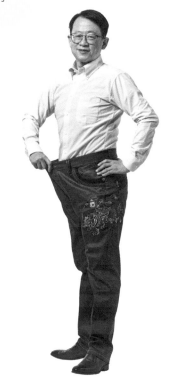

　　自從減肥後買衣服的心得就改變很多，不再買昂貴的衣服，衣櫃裡的衣服也少很多，在減肥成功後，衣服尺寸始終維持在 M，也沒有其他大尺寸的衣服可以選擇，一旦沒有多餘的衣服，就會告訴自己維持這樣的身材，才會繼續把體重控制好。

　　2020 年初，全球爆發 COVID-19 疫情，我也因疫情改變穿著的習慣，最大的改變就是少穿西裝褲，多穿牛仔褲上班。牛仔褲最大的好處就是容易洗、容易乾，而且動作大也不需要擔心會破掉。

　　在減重之前，我買牛仔褲時腰圍至少要 38 吋以上的才能穿上身。2020 年初，已經可以買 32 吋的牛仔褲。到 2021 年 10 月，又進一步買到 30 吋的牛仔褲，這讓我自己有很大的成就感，雖然這離我 20 歲時穿 28 吋的牛仔褲仍有一點小差別，但是我已經非常開心且滿足。

　　而皮帶的選擇也是減肥穿衣哲學的細節之一，在最胖時期，總是喜歡自欺欺人，皮帶就是網狀型可以隨時調整的樣式，因此對於腰圍的粗、細、胖、瘦都沒有感覺。開始減肥後，皮帶換成鑽洞型，開始注意腰圍，可以用孔洞來調整大小，對減肥的效果比較有感覺，但皮帶繫久了，肚子上總有痕跡，後來換成有彈性的鑽洞皮帶，不留痕跡還能固定尺寸是不錯的產品。

　　鞋子雖然是衣服的配件，體重、胖瘦與否和鞋子的尺寸也不太有變化，但它相較於衣服，花費是最貴的，我願意買一雙讓自己看來很挺的皮鞋，原因在於，一天中站立的時間非常多，腳是支撐著身體重量，成為骨架的重心，因此一雙好鞋是必備的，我以前穿西裝時都搭休閒鞋，最胖的時候也是休閒鞋，原因是好穿。但減肥後，又因疫情關係，我改穿皮鞋，或許有些人認為這樣的穿著有點奇怪，但實際上，牛仔褲不需整燙很方便，穿起來心情上也會跟著變輕鬆。

　　至於改穿皮鞋除了可補足牛仔褲過於休閒的情形外，也發現換上皮鞋後，包括站姿、走路都會縮起肚子，進而使用核心肌群來輔助，姿勢也變得比較正確。

　　這個道理跟女性穿高跟鞋很像，穿上去之後就很自然必須挺直身體，拉長小腿條，且重心必須在下半身才能穩定的行走，視覺上會讓人體比例更為修長，使身體曲線的起伏更明顯；曾有研究認為，穿 4 ～ 6 公分的高跟鞋最有助於減肥，這個高度的鞋子能有效提升腰腹部脂肪的新陳代謝速度。

雖然皮鞋沒有高跟鞋這麼高，但減肥後，加上站姿或走路姿勢正確後，現在步伐輕盈多了，以前未減重前小跑步及上樓梯膝蓋都會痛，現在則改善許多了。

這些實用的小方法，都是經過十餘年的減重經驗得來的懶人方式，我忙碌的生活與很多民眾相同，下班時間更是不固定，因此，最好的減肥方式，就是在家運動、吃對食物、簡單料理，這套方法也很適合疫情期間，大家常在家上班、上課，看似時間變多，但遠距居家上班反而讓上班時間變長，能好好煮一頓的時間可能減少，父母一天在家煮三餐可能也會崩潰，因此，學些簡單料理，也是安然度過居家隔離或上班不發胖的方法。

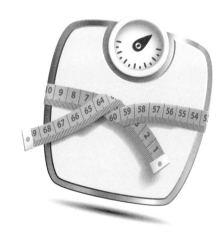

悅讀健康系列　HD3182

類生酮＋宅運動 方式 瘦身法

精神科名醫方俊凱 **8個月甩肉19公斤**｜健康祕笈｜

作　　　者	方俊凱、蔡怡眞
選　　　書	林小鈴
責 任 編 輯	梁瀞文

行 銷 經 理	王維君
業 務 經 理	羅越華
總 編 輯	林小鈴
發 行 人	何飛鵬
出　　　版	原水文化
	台北市民生東路二段 141 號 8 樓
	電話：02-2500-7008　傳眞：02-2502-7676
	網址：http://citeh2o.pixnet.net/blog E-mail：H2O@cite.com.tw
發　　　行	英屬蓋曼群島商家庭傳媒股份有限公司城邦分公司
	台北市中山區民生東路二段 141 號 2 樓
	書虫客服服務專線：02-25007718；02-25007719
	24 小時傳眞專線：02-25001990；02-25001991
	服務時間：週一至週五上午 09:30-12:00；下午 13:30-17:00
	讀者服務信箱 E-mail：service@readingclub.com.tw
劃 撥 帳 號	19863813；戶名：書虫股份有限公司
香 港 發 行	香港灣仔駱克道193號東超商業中心1樓
	電話：852-2508-6231　傳眞：852-2578-9337
	電郵：hkcite@biznetvigator.com
馬 新 發 行	城邦（馬新）出版集團
	41, Jalan Radin Anum, Bandar Baru Sri Petaling,
	57000 Kuala Lumpur, Malaysia.
	電話：603-9057-8822　傳眞：603-9057-6622
	電郵：cite@cite.com.my

美 術 設 計	鄭子瑀
攝　　　影	子宇影像
印　　　刷	卡樂彩色製版印刷有限公司

初　　　版	2022年6月16日
定　　　價	450元

城邦讀書花園
www.cite.com.tw

ISBN　978-626-95986-8-7

國家圖書館出版品預行編目資料

類生酮＋宅運動 方式瘦身法：精神科名醫方俊凱 8 個月甩肉 19 公斤健康祕笈
方俊凱，蔡怡真合著 . -- 初版 . -- 臺北市 : 原水文化出版 :
英屬蓋曼群島商家庭傳媒股份有限公司城邦分公司發行 , 2022.06
面； 公分 . -- （悅讀健康系列；HD3182）
ISBN 978-626-95986-8-7（平裝）

1.CST: 減重 2.CST: 健康飲食 3.CST: 運動健康

411.94 111008242

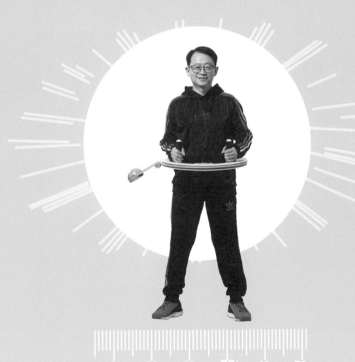

類生酮➕宅運動
㊛式 瘦身法

100 90kg 80 70kg 60 50
LOSE WEIGHT

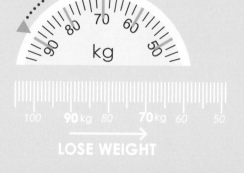

類生酮 ✚ 宅運動
㊵式 瘦身法

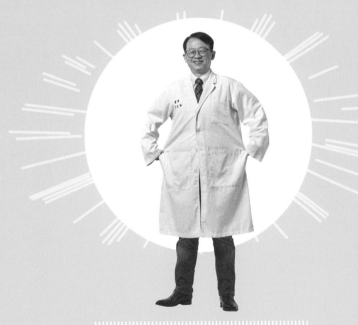

100   90 kg 80   70 kg 60   50

LOSE WEIGHT

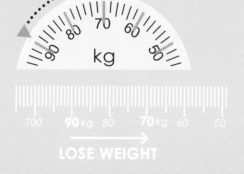